60 CONSEJOS CON RESPUESTAS ADAPTADAS A SUS NECESIDADES ●

dolores de cabeza

W9-ABZ-215

Marie Borrel

MARABOUT

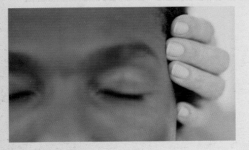

índice

1 >>> 20 CONSEJOS

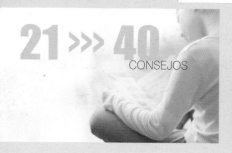

21 >>> 40 CONSEJOS

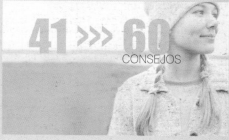

41 >>> 60 CONSEJOS

introducción

los dolores de cabeza... un verdadero rompecabezas

Se estima que aproximadamente una de cada diez personas padece dolores de cabeza y, por lo general, se trata de una mujer. Punzante, agudo, opresivo, urente. Son innumerables los adjetivos que lo describen: oprime el cráneo, aprieta la frente, comprime las sienes, ensombrece el ánimo. Ya sea que se ciña "como casco" o que produzca resplandores visuales, en todos los casos se convierte rápidamente en una auténtica discapacidad, sobre todo si las crisis se repiten a un ritmo acelerado. Cuando se tiene dolor de cabeza, cualquier actividad resulta difícil: hablar es una penitencia; pensar, una tortura; trabajar, un castigo.

A estos dolores se les designa con el término genérico de *cefaleas*. Las migrañas, como su nombre lo indica, afectan sólo una mitad del cráneo. Sin embargo, es el término empleado más frecuentemente por las personas que padecen de dolores de cabeza, a quienes se denomina *sujetos migrañosos* cuando el mal se vuelve crónico. En algunas familias, esta peculiar sensibilidad a las cefaleas se transmite de generación en generación; entonces se habla de *familias de migrañosos*.

¡Un dolor de cabeza para cada cual!

Para los médicos, los dolores de cabeza resultan un verdadero "rompecabezas". La forma de manifestación de la cefalea difiere según los individuos, al igual que las causas y los factores que la desencadenan. Pese a esta diversidad, se ha establecido la siguiente clasificación.

Se habla de *migraña común* para designar a las crisis intempestivas que se desatan sin causa aparente. A menudo, el dolor aparece por la mañana, al despertar, en cuanto se abren los ojos; es agudo, pulsátil. Se localiza al nivel de la frente, por lo general de un solo lado, a veces en la cavidad de la órbita o a la altura de la sien. También se acompaña de náuseas, incluso de vómitos, estreñimiento, diarrea y vértigos. La persona se ve pálida, cansada, le cuesta iniciar la jornada diaria. Estos dolores de cabeza representan cerca del 70% de las cefaleas.

Los demás dolores son precedidos por malestares que afectan la vista: sensaciones luminosas, puntos negros en el campo visual, manchas brillantes o de colores. A dichas sensaciones les sigue un hormigueo en las palmas de las manos y alrededor de la boca; es el principio de la crisis. Si bien estos dolores de cabeza son tan molestos como los anteriores, al menos pueden preverse. Las señales de alerta permiten actuar antes de que el dolor se manifieste por completo.

Una historia de familia

Entre las causas de los dolores de cabeza hay que mencionar los factores genéticos. Por desgracia, las cefaleas son hereditarias. Existen familias en las cuales esta calamidad se transmite de generación en generación.

Se sabe que una persona cuyo padre sufre de migraña tiene un 60% de posibilidades de heredar el mal, y un 80% si ambos padres lo padecen. Parece injusto, pero así es. Por lo general, esta predisposición se manifiesta desde la infancia o durante la adolescencia.

Los factores psicoafectivos también son determinantes. Es indiscutible que las emociones y el estrés pueden desencadenar las crisis. ¡Todos los que sufren de migraña lo saben bien! Las contrariedades, la ira reprimida o la fatiga acumulada acentúan la sensibilidad y provocan crisis de migraña. Lo mismo ocurre en los periodos de nerviosismo, durante los cuales a las etapas de abatimiento siguen estados de agitación febril. Para quienes sufren de dolor de cabeza, esto resulta una verdadera calamidad.

Cita con las hormonas

Si los dolores de cabeza son más frecuentes en las mujeres que en los hombres, sin duda se debe a las diferencias hormonales. La vida hormonal del hombre es como una línea recta; una vez iniciada, se desarrolla sin interrupciones. En cambio, la de la mujer sigue un ritmo de incesantes repeticiones, olas, ciclos... los factores de desequilibrio son más numerosos. De ahí que los dolores de cabeza previos a la regla (síndrome premenstrual) o los que llegan con la menopausia, estén relacionados con cambios bruscos en el funcionamiento hormonal.

Otras causas

La disminución del nivel de azúcar en la sangre también provoca intensos dolores de cabeza. ¡Quienes sufren de migraña también lo saben! Asimismo, se culpa a ciertos alimentos de la aparición de las crisis: el chocolate, el huevo, las grasas, el alcohol.

Por último, los problemas digestivos también intervienen en la aparición de los dolores de cabeza. Además de las migrañas hepáticas, existen las relacionadas con el estreñimiento crónico. Al parecer este estado provoca una lenta autointoxicación del cuerpo.

No hay mal que por bien no venga

Esta multiplicidad de causas no es negativa en sí misma; también ofrece opciones para combatir los dolores de cabeza con diversos recursos: nutrición, herbolaria, medicina china, ejercicio, psicoterapias, curas termales, masajes.

Desde luego, lo primero es aprender a conocerse, a detectar las causas del dolor y los momentos en que se produce. Una vez delimitado el mal, es muy fácil controlarlo y combatirlo.

¿cómo utilizar este libro?

Este libro propone un programa a la medida de sus necesidades que le permitirá enfrentar el problema que le afecta. Consta de cuatro etapas:

• **Un test preliminar** le ayudará a analizar la situación.
• **Los primeros 20 consejos** le permitirán actuar en su vida diaria para prevenir los problemas de manera eficaz y mantenerse en forma.
• **20 consejos un poco más precisos** lo guiarán para saber más y enfrentar las dificultades a medida que se manifiesten.
• **Los últimos 20 consejos** están reservados para los casos más difíciles, cuando la prevención y las soluciones alternativas ya no bastan.
Al final de cada segmento de consejos, una persona que enfrenta el mismo problema que usted relata y comparte su experiencia.

Puede seguir rigurosamente este recorrido guiado, poniendo en práctica sus consejos, uno tras otro. También puede tomar de aquí y de allá las recomendaciones que considere más adecuadas para su caso en particular, o que sean más fáciles de aplicar en su vida cotidiana. Finalmente, puede seguir las instrucciones en función de su situación: ya sea como simple prevención o para tratar un problema manifiesto.

● ● ● A MANERA DE GUÍA

> Los pictogramas al pie de la página le ayudarán a identificar todas las soluciones naturales que están a su disposición:

Fitoterapia, aromaterapia, homeopatía, flores de Bach: respuestas de la medicina alternativa para cada situación.

Ejercicios sencillos para prevenir los problemas fortaleciendo su cuerpo.

Masajes y técnicas al servicio de su bienestar.

Todas las claves para descubrir soluciones a través de la alimentación.

Consejos prácticos que podrá adoptar diariamente para prevenir antes que curar.

Psicología, relajación, zen: consejos para hacer las paces consigo mismo y encontrar la serenidad.

> **Un programa completo para resolver todos sus problemas de salud.**

¡Ahora le toca a usted!

¿qué tipo de migraña padece?

Lea las frases siguientes, después marque la letra **A** si en raras ocasiones se ve sujeto a estas dificultades, la **B** si usted las padece regularmente o la **C** si son permanentes.

A	B	C	
A	B	C	Duerme mal y se despierta cansado.
A	B	C	Padece problemas de vértebras.
A	B	C	Se alimenta en forma anárquica y desordenada.
A	B	C	Consume excitantes: tabaco, alcohol, café.
A	B	C	Las crisis se producen siempre a la misma hora.

A	B	C	
A	B	C	Sufre de dolores de cabeza cuando cambia de ritmo de vida: fines de semana, vacaciones...
A	B	C	Hay personas que padecen de migraña en su familia.
A	B	C	Su vida es estresante.
A	B	C	Algunos alimentos le ocasionan dolores de cabeza.
A	B	C	El dolor de cabeza puede durar varios días.

Si obtuvo una mayoría de respuestas **A**, lea de preferencia los consejos **1** a **20**, que se adaptan mejor a sus problemas. Si obtuvo una mayoría de respuestas **B**, remítase directamente a los consejos **21** a **40**. Si obtuvo una mayoría de respuestas **C**, consulte con urgencia los consejos **41** a **60**, ¡es tiempo de reaccionar!

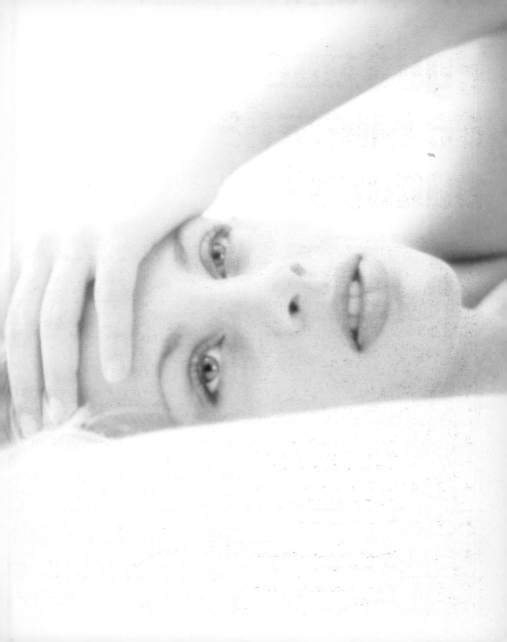

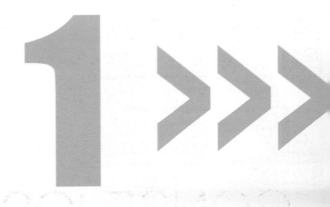

>> El dolor empieza a manifestarse, crece sigilosamente y en ocasiones persiste en ciertas áreas como los ojos, la nuca, las sienes o en un solo lado de la cabeza (una auténtica migraña), estos dolores difícilmente se soportan y dificultan la vida social y familiar.

>>>> Si eso no le ocurre muy a menudo, **puede aprender a evitar las crisis** y a erradicarlas con recursos sencillos.

>>>>>> Estos 20 consejos lo ayudarán a llevar una vida saludable y a hacer frente a las situaciones más apremiantes.

20
CONSEJOS

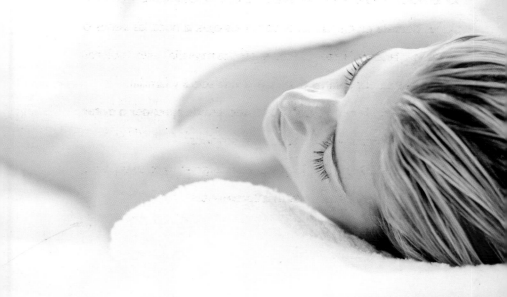

Algunos alimentos como los lácteos, el chocolate o los huevos pueden causar dolores de cabeza. Así protesta su cuerpo por la forma en que lo alimenta, escúchelo y aprenda a seguir sus indicaciones: se lo agradecerá.

01

alimentos que provocan las crisis

Las intolerancias alimenticias

Alrededor del 20% de los dolores de cabeza se detona por la ingestión de ciertos alimentos como el chocolate, el queso y los lácteos, el vino y el alcohol, los huevos y las carnes grasas, e inclusive por otros productos generalmente inofensivos.

Si bien esto no se ha comprobado científicamente, quienes sufren de serias migrañas conocen de sobra estas intole-

● ● ● P A R A   S A B E R   M Á S

> Algunas personas son particularmente sensibles al glutamato; esta sustancia es un aditivo muy común en la cocina china y japonesa.

> Un aditivo es un producto que acentúa el sabor de los platillos, algo así como la sal para nosotros. En algunas personas, este sazonador provoca graves migrañas.

rancias alimenticias. Si usted ya identificó los alimentos que le provocan crisis, la solución es sencilla: elimínelos o bien, observe sus reacciones durante algunas semanas, tal vez encuentre la causa.

En busca del alimento culpable

• Si sospecha que un alimento le provoca dolores de cabeza, descártelo por completo de su dieta diaria por lo menos durante un mes, así podrá disipar sus dudas.

• Si no tiene sospecha alguna, lleve un diario, anote en una columna todo lo que come, y en otra los detalles de las crisis: fecha, intensidad, etc. De este modo podrá relacionarlos y sólo tendrá que revisarlos.

• Cuidado: elimine sólo un alimento a la vez, es la única forma de saber el efecto que tiene cada comida en su organismo.

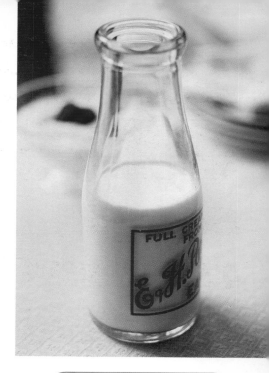

> Si éste es su caso, evite los restaurantes asiáticos y, sobre todo, lea bien las etiquetas al hacer sus compras. La industria agroalimentaria utiliza con mucha frecuencia el glutamato para sazonar los platillos semipreparados.

EN POCAS PALABRAS

※ Preste especial atención a ciertos alimentos como el chocolate, el queso y los lácteos, el vino y el alcohol, inclusive los huevos y las carnes grasas.

※ Elimine los alimentos de los que tenga sospecha.

※ Lleve un diario para verificar que sus dolores de cabeza no tengan un origen alimentario.

02

cambie sus hábitos alimentarios

Si desea librarse de los dolores de cabeza, es el momento de cambiar de alimentación. Aprenda a comer alimentos sanos, frescos y variados. Se sentirá menos cansado, menos estresado y poco propenso a sufrir las temidas crisis de cefalea.

Coma sano, fresco y variado

Una alimentación sana es la base de una buena salud y, además, de un buen estado físico y mental. Ahora bien, los dolores de cabeza a menudo aparecen y se intensifican por la tensión nerviosa generada al combatir el cansancio y el estrés. Un organismo carente de vitaminas y minerales se defiende con mayor dificultad. Por tal razón, aun cuando una alimentación equilibrada no influya

● ● ● PARA SABER MÁS

> Si teme equivocarse, adopte la regla del 421. ¡No lo deje al azar!

> Siempre trate de comer cuatro raciones diarias de carbohidratos (cereales, frutas y legumbres) por dos raciones de proteínas (carne, pescado, huevos) y una de lípidos (cuerpos grasos).

directamente en la migraña, más vale poner todas las cartas a nuestro favor. Es momento de atacar el problema desde la raíz cambiando de alimentación. Las reglas básicas de una dieta sana son sencillas: comer alimentos frescos y variados; incluso si tiene prohibidos algunos, todavía le queda mucho de dónde elegir. Trate de consumir productos de buena calidad, de preferencia orgánicos.

Un poco de todo, de todo un poco

• Para empezar, consuma frutas y verduras (por lo menos tres porciones en cada comida). Éstas aportan vitaminas y minerales, así como agua, azúcar y fibras. Procure comerlas crudas ya que la cocción destruye algunas vitaminas.
• Después, no olvide incluir cereales, que proporcionan energía y fibra para la buena digestión, al tiempo que calman el apetito.
• No olvide las proteínas: carne magra,

pescado, huevos (para quienes los toleran). Las proteínas son la base de los músculos.
• Finalmente, agregue grasas de origen vegetal, de preferencia sin freír (*véase* Consejo 6).
• Evite el azúcar refinada (*véase* Consejo 3). Un consejo fácil: para asegurarse de no carecer de vitaminas ni minerales, trate de variar regularmente el color de frutas y verduras: rojas, amarillas, verdes, moradas. El color obedece a sus componentes químicos, entre ellos las vitaminas y los minerales; al variar el color, también varían los nutrientes.

> Sin embargo, tenga cuidado con los nutrimentos que se ocultan en ellos, como las grasas de la carne, los azúcares de las golosinas y las sodas.

 EN POCAS PALABRAS

* Una alimentación sana es fuente de energía física y mental. A menor fatiga, menor estrés y, por tanto, menos dolores de cabeza.

* Coma de todo, pero con moderación. Adopte una alimentación fresca, variada y de buena calidad.

* No olvide consumir alimentos orgánicos.

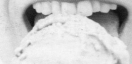

03

renuncie al azúcar refinada

Algunos dolores de cabeza se deben a un desequilibrio del azúcar en el organismo. En particular, el descenso brusco del nivel de azúcar en la sangre provoca dolores de cabeza. Aprenda a elegir los azúcares "buenos" y a evitar los "malos". El principal enemigo es el azúcar refinada.

Azúcares rápidos y azúcares lentos

Existen varias categorías de azúcares; algunos constan de numerosas moléculas (azúcares complejos), mientras otros sólo contienen dos (azúcares simples). Es necesario digerir los primeros para reducirlos a unidades simples antes de que pasen a la sangre; se les denomina *azúcares lentos*. Los segundos pasan de forma acelerada al torrente sanguíneo, son los azúcares rápidos. Después la circulación se encarga de llevarlos a las

● ● ● PARA SABER MÁS

> El azúcar blanco es el único alimento que puede excluirse por completo de la alimentación sin ningún riesgo.

> Resulta que, además de haber sido separada de sus nutrientes durante el proceso de refinación, el azúcar blanca obliga al organismo a usar sus reservas de nutrientes para metabolizarlo.

células. El páncreas, a través de la secreción de insulina, regula el nivel de azúcar en la sangre: si es demasiado elevado, enfermamos (diabetes); si es insuficiente, nos sentimos débiles (hipoglucemia). Los azúcares complejos se encuentran en los cereales, las pastas, el pan, y los azúcares simples, en las frutas (fructosa) y en los productos refinados: chocolate, mermeladas, dulces, sodas y, desde luego en el azúcar blanca (glucosa).

¡Mucho o poco!

Cuando la glucosa simple pasa rápidamente a la sangre (hiperglucemia), el organismo solicita al páncreas que secrete una gran cantidad de insulina para no verse rebasado. Éste responde y el nivel de azúcar sanguíneo se reduce. Sin embargo, en algunas personas, el descenso es tan rápido, que el organismo lo resiente: es hipoglucemia, que provoca fatiga, vértigos y, sobre todo, dolores de cabeza.

> Este tipo de azúcar no aporta nada realmente indispensable, por el contrario, ¡consume lo que nos proporcionan otros alimentos!

La primera solución consiste en comer de inmediato un terrón de azúcar blanca para restablecer el equilibrio. Esta medida resulta eficaz a corto plazo, pero si es una práctica constante, el proceso se recrudece. Así que las personas propensas a la hipoglucemia deberán más bien prescindir poco a poco del azúcar refinada para recuperar el equilibrio. En consecuencia, deben reemplazarse paulatinamente los azúcares rápidos por frutas y por un consumo regular de azúcares lentos.

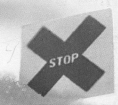

EN POCAS PALABRAS

* Existen azúcares rápidos y azúcares lentos.

* Los primeros, a veces son causantes de las crisis de hipoglucemia que provocan dolores de cabeza.

* Evite sobre todo el azúcar blanca, la miel, los dulces y el chocolate.

04

coma pan integral

Nuestro cuerpo necesita energía para funcionar, es decir, azúcar. Para evitar cualquier riesgo de hipoglucemia y, por tanto, dolores de cabeza, sin privar al organismo de sus requerimientos, opte por los cereales integrales.

Pan, pastas, arroz...

El discurso de los regímenes para adelgazar ha causado estragos. Con el pretexto de reducir la ración de calorías, se nos ha llevado a suprimir alimentos esenciales como el pan, las pastas y el arroz; no obstante, permiten, a quienes padecen de migraña, prescindir del azúcar blanca sin sufrir consecuencias. En lo posible, estos alimentos deberán ser poco procesados ya que, al igual que el

● ● ● PARA SABER MÁS

> Se denomina *índice glucémico* a la rapidez con que los componentes glucídicos de un alimento pasan a la sangre.

> Hay que excluir los alimentos con un índice glucémico elevado y privilegiar aquéllos con un índice glucémico bajo.

azúcar, el refinado elimina ciertos nutrientes indispensables y acelera el metabolismo de los azúcares. Será mejor que reemplace gradualmente los azúcares rápidos por azúcares lentos.

A lo largo del día

• **En el desayuno:** evite tomar azúcar blanca y reemplácela por cereales integrales. Suprima cualquier bebida azucarada y coma pan integral o cereales.
• **En la comida:** consuma una porción de pasta, arroz o papas, o por lo menos una rebanada de pan integral.
• **En la merienda:** evite los alimentos dulces, salvo las frutas.
• **En la cena:** un plato de pasta, arroz, leguminosas o legumbres dulces (zanahorias, nabos, guisantes o chícharos).
• **En la noche:** ¡evite las golosinas dulces frente al televisor!

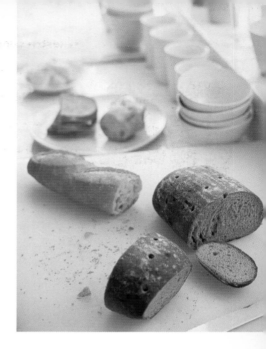

> Entre los primeros se encuentran la miel, el azúcar blanca, los dulces, el chocolate. Entre los segundos, las frutas secas (almendras, nueces, avellanas), las leguminosas (frijoles, lentejas), los cereales (sorgo, avena, maíz, pastas, pan): ¡Usted elige!

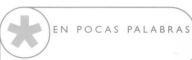 EN POCAS PALABRAS

* Nuestro organismo necesita glucosa para funcionar.

* Para proporcionarle lo que necesita sin consumir azúcar blanca, opte por los cereales, frutas secas y leguminosas.

* Evite los azúcares rápidos en el desayuno y coma un plato de pasta o cereales por la noche.

05

diga "no" al tabaco

Los daños que produce el tabaco son obvios, sin embargo, es un producto que se consume en todo el mundo y, además, una causa frecuente de dolores de cabeza. De modo que, si aún no lo ha hecho, ¡no espere más y ponga un alto al tabaco!

Un factor agravante

Cuando se tiene un fuerte dolor de cabeza, el simple olor de un cigarrillo basta para provocar repulsión al tabaco. La idea de fumar resulta intolerable. En algunas personas, esta aversión es definitiva pero, una vez pasada la crisis, los fumadores empedernidos reinciden.

Volver a fumar es un error ya que el tabaco es un factor agravante de los dolores de cabeza. Las numerosas sustancias que pasan a la sangre, en especial

● ● ● P A R A S A B E R M Á S

> Cuidado con el aumento de peso cuando se deja de fumar. Los fumadores tienden a reemplazar el placer "oral" del tabaco comiendo a todas horas.

> Para evitar esto, prevea otras actividades de compensación, como practicar algún deporte, aprender una habilidad artística (dibujo, música, artes manuales).

la nicotina, deterioran la tonicidad de los vasos cerebrales, favoreciendo la aparición de las crisis cefálicas.

Todos los métodos tienen algo bueno

Si está decidido a dejar de fumar, no dude en pedir ayuda.

• Consulte a su farmacéutico, quien dispone de una variedad de productos sustitutos (parches, gomas de mascar con nicotina); no son milagrosos, pero pueden ayudarle a resistir los primeros días.

• Los grupos de apoyo y los programas dirigidos para dejar de fumar son eficaces para las personas que temen fracasar enseguida.

• Un seguimiento psicológico resulta a veces necesario para detectar lo que se oculta tras la dependencia.

• Por último, no olvide las medicinas alternativas: acupuntura, auriculoterapia, homeopatía, sofrología.

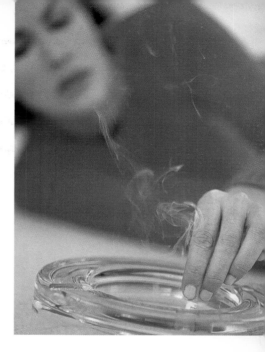

> No es posible deshacerse del tabaco tan fácilmente como se desecha un viejo par de zapatos, sobre todo después de largos años de dependencia.

 EN POCAS PALABRAS

∗ Numerosas sustancias, entre ellas la nicotina, favorecen la aparición de dolores de cabeza al modificar la tonicidad de las paredes de los vasos sanguíneos.

∗ Para dejar de fumar, solicite ayuda.

∗ Para evitar el aumento de peso, busque distracciones de compensación diferentes a la comida.

06 consuma ácidos grasos

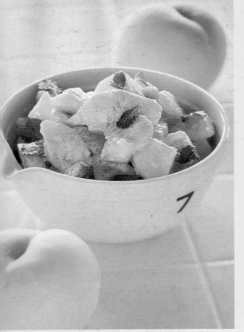

**¡Su cerebro necesita grasas!,
pero si lo priva de estos constituyentes
esenciales, no funcionará tan bien.
Aprenda a darle lo que requiere
para que siempre responda a sus
necesidades sin protestar.**

> Algunos aceites son auténticos medicamentos. No sirven para aderezar las ensaladas porque su sabor es desagradable, además su precio suele ser muy elevado. Sin embargo, puede tomarse una cucharadita (o una cápsula) por la mañana como cura de tres a cuatro semanas, que habrá de repetirse tanto como sea necesario. Son particularmente recomendables los aceites de pescado o de vegetales (onagra y borraja). Tenga cuidado de no confundirlos con los aceites esenciales, los cuales sólo

A las neuronas les gusta la grasa...

Para evitar los dolores de cabeza, ponga todo a su favor. Un cerebro bien alimentado e irrigado sufrirá menos trastornos. La "materia gris" es una gran consumidora de ácidos grasos esenciales. Estos nutrientes, contenidos en las grasas alimenticias, son los principales constituyentes de las membranas neuronales. Cuando las células cerebrales carecen de ellos, se vuelven rígidas y no transmiten bien la información. Para mejorar la memoria y la concentración, y disminuir tanto el estrés como la fatiga intelectual (causantes de ciertos dolores de cabeza), es necesario consumir suficientes grasas, sin descuidar la báscula, por supuesto.

pero... ¡no cualquier grasa!

No todas las grasas alimenticias son iguales; las grasas de origen animal (mantequilla, quesos grasos, inclusive carne grasa y embutidos) son ricas en ácidos grasos saturados que favorecen el colesterol. En cambio, el pescado y los aceites vegetales contienen ácidos grasos mono-insaturados y polinsaturados que nutren las membranas celulares sin riesgo de obstruir las arterias.

• Disminuya el consumo de carne grasa (costillas, cerdo, cordero).
• Prefiera las aves con menos contenido graso, y mucho mejor si elige el pescado.
• Reemplace la mantequilla por aceite vegetal (oliva, colza, maíz, pepita de uva), que podrá variar a voluntad, tanto para disfrutar de los sabores, como de las combinaciones.
• No caliente los ácidos grasos esenciales, ya que son frágiles y se descomponen con el calor.

EN POCAS PALABRAS

* Para funcionar correctamente, el cerebro necesita ciertas materias grasas.

* Evite las grasas animales (mantequilla, carne roja, cerdo, cordero), prefiera el pescado y los aceites vegetales crudos.

* También puede hacer regularmente una cura de aceite de borraja o de onagra en cápsulas.

deberán ingerirse por prescripción de un aromaterapeuta.

> Poseen cantidades excepcionales de ácidos grasos insaturados.

07

En ocasiones el dolor de cabeza obedece a una acumulación de toxinas en el organismo; si no logra eliminar los desechos adecuadamente, se intoxica. Para ayudarlo, recurra a la arcilla.

haga una cura de arcilla

Regreso a la tierra

Nuestro organismo funciona como cualquier máquina: necesita energía y produce desechos. Para eliminarlos, el cuerpo dispone de órganos emuntorios: hígado, riñones, pulmones, piel, los cuales, en ocasiones se ven rebasados por el exceso de trabajo que les impone el estrés, una mala alimentación, la vida sedentaria... Resultado: el organismo se intoxica y manifiesta síntomas de fatiga,

● ● ● P A R A   S A B E R   M Á S

> Si no le gusta beber leche de arcilla, haga una pasta muy espesa mezclando arcilla en polvo con un chorrito de agua pura; forme bolitas del tamaño de un guisante.

> Déjelas secar al sol. Sustituya el vaso de leche de arcilla por cuatro bolitas y tómelas como cualquier comprimido con un vaso de agua.

insomnio, nerviosismo y, por supuesto, dolores de cabeza.

Desde tiempos inmemoriales, la arcilla se ha utilizado para purificar y desintoxicar el organismo. El barro posee una extraordinaria capacidad de adsorción; atrae los elementos nocivos y los elimina. Ya sea verde, roja o blanca, la arcilla se recomienda para usos terapéuticos.

Arcilla para beber

Lo más eficaz es hacer una cura de leche de arcilla. Prepárela todas las noches agregando una cucharadita de arcilla en polvo en un vaso de agua pura (de manantial, ligeramente mineralizada), déjela reposar hasta el día siguiente.

Por la mañana, beba este preparado sin removerlo, con el sedimento asentado. Si no le desagrada, revuelva y beba la leche de arcilla; es más eficaz, pero algunas personas no toleran el sabor a tierra.

Repita el tratamiento por lo menos cada tres meses, durante dos o tres semanas. Al recargar sus reservas de minerales esenciales, conseguirá librarse tanto de las toxinas como del dolor de cabeza.

Precaución: nunca utilice cucharas o recipientes metálicos para la preparación de la leche de arcilla.

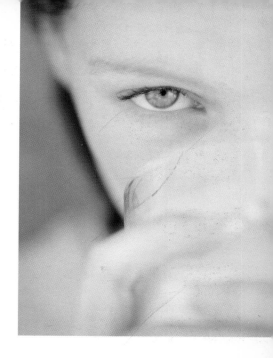

 EN POCAS PALABRAS

* La acumulación de toxinas en el organismo puede provocar dolores de cabeza.

* Para limpiar el organismo, efectúe con regularidad una cura de leche de arcilla.

* Si no tolera el sabor, prepare bolitas de arcilla y tómelas como comprimidos.

08 regularice sus horarios de comida

Nuestro organismo tiene su propio ritmo: de sueño, de vigilia, de alimentación... Hay horas del día más propicias que otras para llevar a cabo esas actividades.

¿De día o de noche? Nuestro cuerpo debe responder a una infinidad de funciones y, para lograrlo, tiene que organizarse. Las hormonas, los jugos gástricos y los neurotransmisores se elaboran ya sea de día o de noche, por la mañana o por la tarde. Si usted le pide a su cuerpo que produzca determinadas sustancias fuera del programa, lo hará, pero en menor cantidad y con mayor dificultad.

Respeto al horario, alimento bien asimilado... Esto es especialmente válido en el caso de la digestión: las secreciones gástricas también tienen su horario y, si usted no lo toma en cuenta, la asimilación de nutrientes será más difícil y la distribución de los azúcares menos eficaz (*véase* Consejo 4). La lentitud en algunos de estos procesos digestivos y metabólicos también contribuye al dolor de cabeza.

Para no correr riesgos, escuche a su cuerpo; procure respetar los ciclos del organismo evitando los horarios irregulares.

●●● P A R A   S A B E R   M Á S

> Algunas personas tienen horarios irregulares y obligan a su organismo a hacer grandes esfuerzos para adaptarse. No pida a su cuerpo que cambie bruscamente de ritmo durante los fines de semana o las vacaciones: lo debilitará en vano.

E N   P O C A S   P A L A B R A S

* Nuestro cuerpo vive a su ritmo. Si se altera, el organismo reacciona, entre otras formas, con dolores de cabeza.

* Intente identificar los horarios que más le convienen.

09 evite el ayuno

Al permanecer más de un día sin comer, el cuerpo altera su funcionamiento y experimenta diversos malestares, como el dolor de cabeza. Para no arriesgarse, evite ayunar.

El cuerpo funciona con lentitud: durante un ayuno forzoso, el organismo utiliza los nutrientes disponibles. Después, funciona con mayor lentitud y extrae de sus reservas lo estrictamente necesario. Al mismo tiempo, libera las toxinas acumuladas en el intestino; éstas pasan a la sangre en vez de desecharse por las vías habituales. Se produce una ligera intoxicación sin importancia y, en algunos casos, también sobrevienen dolores de cabeza.

Evite las carencias alimenticias: para evitar cualquier riesgo de cefalea, evite privar de alimento al organismo. Los ayunos no se hicieron para usted. Coma regularmente y prevea un refrigerio si tiene que saltar alguna de las comidas.

● ● ● PARA SABER MÁS

> Si a pesar de las precauciones se ve obligado a saltarse una o varias comidas, ayude a su organismo a eliminar las toxinas por medio de las plantas (boldo, malva) o con leche de arcilla.

EN POCAS PALABRAS

* Si el organismo permanece sin alimento, liberará en la sangre toxinas de origen intestinal.

* Esta intoxicación provoca dolor de cabeza.

* Para evitarlo, no omita comidas y absténgase de ayunar.

10

coma fibra

En algunas personas el dolor de cabeza se asocia con un desequilibrio intestinal; en cuanto sufren de estreñimiento, padecen de cefaleas. Para evitar este problema debemos consumir suficientes alimentos con fibra.

Indigeribles, pero indispensables

Cuando consumimos vegetales, digerimos y metabolizamos sólo una parte, el resto, es decir, la fibra, se desecha. No por ello deja de ser útil; determina la consistencia y volumen del bolo alimenticio. Si la fibra no es abundante, la cantidad total de alimento predigerido que transita al sistema digestivo es insuficiente. Las heces se endurecen y resulta difícil expulsarlas. Surge el estreñimiento acompañado de cefaleas.

● ● ● PARA SABER MÁS

> Si usted lleva una alimentación muy pobre en fibra, evite una transición muy brusca porque podría irritar su intestino.

> Por ejemplo, establezca etapas agregando 10 g de fibra por día durante una semana, luego otros 10 g la semana siguiente. Continúe hasta que haya alcanzado una cantidad razonable.

Además, las fibras retienen el agua y absorben a su paso la grasa excesiva. Después de una comida rica en grasas, una buena cantidad de fibra evitará una congestión intestinal, otra de las causas del dolor de cabeza.

40 gramos al día

Vigile que su consumo de fibra sea suficiente. Éstos son los alimentos con mayor contenido de fibra:
• **leguminosas:** soya, lentejas, alubias, garbanzos, frijoles (17 g por cada 100).
• **cereales integrales:** pan integral, maíz, sorgo, centeno (10 g por cada 100).
• **frutas secas:** dátiles, ciruela, uva pasa, melocotones, higos (10 g por cada 100).
• **oleaginosas:** aceitunas, cacahuates, pistaches, almendras, avellanas (8 g por cada 100). Procure comer unos 40 g de fibra al día.

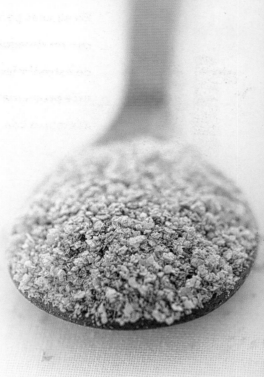

> De preferencia, evite agregar fibra en forma de tabletas o comprimidos a su alimentación ya que irritan el intestino, lo que no sucede con las fibras contenidas en los alimentos.

 EN POCAS PALABRAS

✳ Algunas personas sufren de dolores de cabeza cuando su intestino trabaja lentamente.

✳ Hay que comer suficiente fibra para evitar el riesgo de una congestión intestinal.

✳ La fibra se encuentra en cereales, leguminosas y frutas secas.

11

consienta a su flora intestinal

Un buen equilibrio intestinal depende también de una flora en buen estado. Las bacterias que se alojan en nuestros intestinos realizan un buen trabajo siempre y cuando no las maltratemos. Aprenda a consentirlas, sobre todo si padece dolores de cabeza de origen intestinal.

Las bacterias intestinales son frágiles

En el intestino viven miles de millones de bacterias que contribuyen al buen funcionamiento de la digestión. Se reproducen en el tubo digestivo, donde transforman y digieren los alimentos. Pero, como toda entidad viviente, son frágiles; demasiado estrés, un tratamiento antibiótico, una alimentación desequilibrada, pueden reducirlos considerablemente. La digestión se

● ● ● PARA SABER MÁS

> También puede consumir el suero en forma de curas. Lo puede hallar fresco, en polvo o granulado en los almacenes dietéticos.

> El suero contiene nutrientes esenciales que favorecen el buen funcionamiento de todo el organismo, en particular del aparato digestivo e intestinal.

torna lenta, al igual que la eliminación de las heces, lo que provoca dolores de cabeza en las personas sensibles.

Consuma yogur

Para evitar molestias en el sistema digestivo, cuide las bacterias intestinales como a un huésped benéfico.
• Consuma diariamente uno o dos yogures; contienen bifidobacterias que colonizan su flora.
• Elija de vez en cuando yogures enriquecidos con bifidobacterias.
• No deseche el suero (el líquido traslúcido que se forma a veces sobre el yogur) ya que la flora necesita de sus constituyentes para nutrirse.
• Periódicamente, haga una cura de productos para reducir el vientre: contienen cepas de bacterias que renuevan su flora.

> La duración de una cura de suero es de tres semanas (y debe renovarse cada tres meses).

EN POCAS PALABRAS

* Un buen funcionamiento intestinal implica mantener la flora bacteriana que se aloja en los intestinos.

* Coma dos yogures al día.

* No deseche el suero, las bacterias intestinales lo adoran.

12

relájese

¿Y si disminuyera un poco la presión? A veces los dolores de cabeza son un aviso del organismo para pedirle que se relaje. No hay nada más sencillo; baje la intensidad de la luz, descuelgue el teléfono, recuéstese y déjese llevar...

El *training* autógeno del doctor Schultz

El estrés y la tensión nerviosa desencadenan e intensifican los dolores de cabeza. Para calmarlos en cuanto se presenten, a veces es preciso disminuir el tono cerebral y nervioso. Con el fin de ayudar a sus pacientes a alcanzar un estado de relajamiento muscular y psíquico autoinducido, el doctor Schultz creó, en los años veinte, una técnica que denominó

● ● ● PARA SABER MÁS ─────────────

> El *training* autógeno puede ser una auténtica psicoterapia.

> Si se lleva a cabo con un terapeuta especializado, permite explorar las causas ocultas de sus dolores de cabeza si éstos son persistentes.

training autógeno. El principio es sencillo: para empezar, la persona provoca un estado de relajamiento mental y psíquico que se fija al repetir una frase clave. Si los ejercicios se practican con regularidad (al principio 10 minutos por la mañana y por la noche), el cuerpo y la mente acaban por asimilar los mensajes. Al cabo de algunas semanas, bastará con pensar la frase clave para alcanzar con facilidad el estado de relajación deseado.

Controlar el dolor para impedir que se intensifique

En una habitación silenciosa, bien ventilada y con luz tenue, instálese cómodamente, recostado y con los ojos cerrados.
• Trate de sentir la calma en todo su ser. Cuando se sienta relajado por completo, diga en su interior: "Estoy en absoluta calma".

• Sienta cómo cada parte de su cuerpo cobra peso: hombros, brazos, piernas. Repita sucesivamente: "Siento que mis hombros —mis brazos, mis piernas— están pesados".
• Experimente una sensación de calor, sienta el latido regular de su corazón, un viento fresco en la frente. Repita cada vez las frases que correspondan a esas sensaciones. Éste es el principio básico para combatir los dolores de cabeza, aprenderá ejercicios específicos que habrá de poner en práctica en cuanto surja el dolor, incluso antes, cuando perciba las primeras señales de alerta. De este modo sabrá actuar a tiempo para controlar la evolución del dolor e impedir que se intensifique.

> El terapeuta conduce las sesiones mediante un periodo de conversaciones que permite hallar referencias de problemas pasados y heridas emocionales profundas.

13

afloje los músculos

Para evitar los dolores de cabeza, también debe aprender a relajar el cuerpo, a aflojar los músculos. Existen diversas técnicas para lograrlo, entre ellas la eutonía, elaborada por **Gerda Alexander** en los años cincuenta.

Teoría

El término *eutonía* significa buen tono. Esta técnica corporal tiene como objetivo ayudarlo a encontrar una tonicidad equilibrada, adaptada a cada uno de sus movimientos. Gerda Alexander, bailarina y coreógrafa alemana, padecía desde los diecisiete años de problemas de salud que la limitaban en sus actividades. Entonces comenzó espontáneamente a administrar su energía vital con el fin de

● ● ● PARA SABER MÁS ────────────────

> Este trabajo corporal permite también relajar puntos específicos en los cuales tenemos molestias con frecuencia por una mala postura.

> Para combatir los dolores de cabeza, se trabaja particularmente en la zona cervical; a menudo es causante de la aparición del dolor.

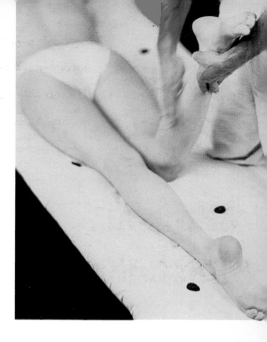

"economizarla", de manera que fuese lo más eficiente en su desempeño pese a sus dificultades. El resultado fue una técnica que hoy en día se practica en todo el mundo.

Práctica

En los primeros cursos, se aprende a conocer el cuerpo a fin de explorar todas sus sensaciones. Por ejemplo, recostado, sin moverse, se intenta poco a poco tomar conciencia del contacto de un brazo sobre el suelo, del flujo sanguíneo en las venas, de la tracción de los tendones sobre los huesos. La persona aprende también a ampliar el umbral de conciencia corporal.

De manera paulatina, en el transcurso de las sesiones, se vuelve a la verticalidad. Entonces se trabaja en los micromovimientos, los movimientos muy lentos y, las intenciones de movimiento. El propósito no es aprender recetas, sino encontrar lo que conviene a cada quien de acuerdo con sus necesidades específicas. En efecto, un movimiento bien preparado, ejecutado con una intención exacta, adaptado a la situación, permite que la tonicidad se libere y no se desgaste, también ahorra energía en vez de derrocharla.

Al mismo tiempo, se aprende a controlar mejor las sensaciones físicas, empezando por el dolor.

 EN POCAS PALABRAS

* Para evitar los dolores de cabeza, también debe aprender a relajar todo el cuerpo.

* Numerosas técnicas tienen como fin la enseñanza de la relajación muscular.

* La eutonía le enseña a tomar conciencia de su cuerpo para encontrar los movimientos precisos a fin de liberar el tono muscular en vez de desgastarlo.

14

respire a la oriental

No hay nada mejor para controlar un dolor incipiente que concentrarse en la respiración. Esta técnica permite aliviar la tensión física y mental mejorando la circulación sanguínea, así como la oxigenación del organismo pero, sobre todo, desviando la atención del dolor hacia la respiración.

¡Hay de respiración a respiración!

La respiración es la única actividad física que puede ser a la vez consciente e inconsciente. Cuando nos tomamos el trabajo de prestarle atención, podemos controlarla; así aprendemos a intervenir tanto en nuestro equilibrio fisiológico como en el psicológico. Cuando respiramos de forma tranquila y profunda, la mente se calma, el corazón late con más regularidad y más despacio, la presión arterial baja. Muchos factores pueden

● ● ● PARA SABER MÁS

> Al principio tendrá que hacer un esfuerzo para concentrarse en su respiración.

> Poco a poco la respiración se vuelve más amplia, incluso cuando se hace de manera inconsciente, somos menos sensibles al estrés. Esto basta para que, paulatinamente, los dolores de cabeza se vuelvan esporádicos.

detener al dolor de cabeza incipiente. Siempre y cuando respiremos bien ya que, las más de las veces, lo hacemos de manera superficial: el aire penetra en la parte superior de los pulmones, luego es expulsado rápidamente. En cambio, si utilizamos los músculos abdominales para hacer descender el diafragma, permitimos que el tórax se dilate; la cantidad de aire absorbida es mucho más importante, la respiración más larga, la oxigenación de los tejidos mejora. Además, este tipo de respiración exige un control mental ya que, si pensamos en respirar, inhibimos la sensación de dolor.

Inhale, exhale

Todas, o casi todas las técnicas de respiración profunda, se derivan de disciplinas orientales, en particular del yoga.
• Siéntese cómodamente con la espalda bien erguida, la boca cerrada y concentre su atención en las fosas nasales.

> No olvide respirar por la nariz; las mucosas nasales humidifican el aire para que llegue a los pulmones con un grado exacto de higrometría, y para que los cilios vibrátiles que tapizan las paredes limpien cualquier impureza.

• Respire despacio por la nariz y concéntrese en el aire que roza sus fosas nasales al entrar y salir.
• Cuando inhale, llene bien sus pulmones de aire, también incluya el abdomen; retenga la respiración durante dos o tres segundos, luego exhale dejando salir el aire sin esfuerzo.
• Espere a que sus pulmones se vacíen por completo y deje pasar cuatro o cinco segundos antes de volver a empezar.
• Al cabo de algunos minutos, comprobará que el ritmo respiratorio tiende a disminuir y a regularizarse de manera natural. El cuerpo y la mente se relajan sin esfuerzo alguno de su parte.

EN POCAS PALABRAS

* Para controlar y erradicar un dolor de cabeza en sus inicios, lo más sencillo y efectivo es aprender a respirar con el abdomen.

* La respiración abdominal consciente llegó hasta nosotros gracias a disciplinas orientales como el yoga.

* Esta técnica nos permite relajarnos y eliminar el estrés.

15

vigile su presión arterial

La presión arterial alta provoca dolores de cabeza. Aunque usted no sea realmente hipertenso, vigile con regularidad su presión. El estrés, las preocupaciones y los problemas pueden causar una hipertensión pasajera, responsable de algunos dolores.

Al ritmo de los latidos del corazón

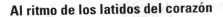

La tensión arterial mide la presión que ejerce la sangre en las paredes de las arterias cuando el corazón la propulsa en el organismo. Hay dos valores de medición; el primero, el más elevado, corresponde a la presión en el momento en que el corazón se contrae (tensión sistólica) para bombear la sangre; el segundo corresponde a la presión en

● ● ● PARA SABER MÁS

> Los tratamientos médicos de la hipertensión se reservan a los casos crónicos.

> Cuando la presión alta es frecuente, el uso de medicamentos específicos es la única vía para mantenerla dentro de los límites razonables.

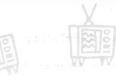

el momento en que el corazón se dilata (presión diastólica). Una presión normal se sitúa por debajo de 140/90.

Por encima de esta cifra, pueden sobrevenir algunos problemas: las paredes pierden cada vez más su elasticidad y en ocasiones llegan a romperse provocando daños importantes. En el cerebro, la primera manifestación de esta presión excesiva son las cefaleas.

No permita que suba la presión

Aun si no es hipertenso, su presión arterial puede elevarse en situaciones muy precisas, como en los momentos de estrés. Si es propenso a sufrir dolores de cabeza cuando está cansado y tenso, verifique que las crisis no se deban a una elevación en la presión arterial. Si así fuera, aprenda a relajarse mediante el yoga, la relajación o la respiración.

> Sin embargo, estos tratamientos resultan pesados y deben tomarse de por vida. Por ello, es mejor recurrir a métodos menos agresivos.

También puede recurrir a un tratamiento de fondo (homeopatía, plantas, acupuntura).

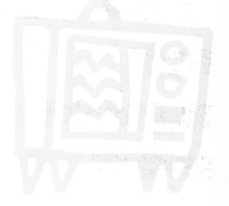

 EN POCAS PALABRAS

* En ocasiones, un aumento en la presión arterial puede provocar dolores de cabeza.

* El estrés y la fatiga originan hipertensiones ocasionales.

* Cuando la hipertensión es crónica, es imperativo tratarla para evitar complicaciones.

16 evite los cambios bruscos de temperatura

Algunos factores climáticos provocan dolores de cabeza, en particular los cambios bruscos de temperatura. Si usted es sensible a ellos, ¡evítelos!

Vasoconstricción, vasodilatación: Nuestro organismo posee un sistema muy sofisticado para mantener estable nuestra temperatura interna; es lo que se conoce como *homeostasis*. Cuando enfrentamos un cambio brusco de temperatura, el cuerpo no corrige de inmediato estas diferencias. El sistema neurovegetativo reacciona entonces, ya sea a través de vasoconstricciones pasa-jeras o mediante vasodilataciones. Ambas pueden originar dolores de cabeza temporales puesto que, en uno u otro caso, se altera la dimensión de los vasos sanguíneos en el cerebro.

Ni saunas ni baños muy calientes: Si usted es propenso a estas reacciones, evite las temperaturas demasiado frías o calientes. Siempre trate de pasar poco a poco de una a otra. No se desabrigue repentinamente al entrar en una habitación con calefacción. Evite los saunas y los baños de vapor. No tome duchas con agua muy caliente

● ● ● P A R A   S A B E R   M Á S

EN POCAS PALABRAS

> Algunas personas sufren dolores de cabeza violentos y fugaces (de algunos segundos) al comer helados. Esto se debe al mismo proceso fisiológico: el cuerpo necesita un tiempo de adaptación para hacer frente a la baja de temperatura provocada por el alimento tan frío.

✳ El cuerpo necesita un tiempo de adaptación para hacer frente a los cambios de temperatura.

✳ El fenómeno de la dilatación o la constricción de los vasos sanguíneos provoca dolores de cabeza.

17 no beba cualquier vino

Por simple principio de gourmet, es conveniente no beber cualquier vino. Con mayor razón si se padece de migraña. El vino malo provoca cefaleas que serán más intensas y rápidas si la calidad de la bebida es mediocre.

¿Vino tinto o vino blanco? En Francia suele culparse al vino blanco de causar migrañas, mientras que en Inglaterra se acusa al vino tinto. ¿Por qué esta diferencia? No existe una respuesta clara. Lo cierto es que las bebidas alcohólicas contienen sustancias vasoactivas (que actúan en la dilatación de los vasos sanguíneos), como la histamina, la tiramina, los fenoles.

Taninos y productos químicos. Algo sí es seguro, los vinos de buena calidad provocan menos dolores de cabeza que los otros. Esto se debe, en parte, a la ausencia de algunas sustancias químicas que suelen agregarse a los vinos de bajo precio.

A menudo se incrimina menos a los vinos tintos ligeros que a los vinos pesados y espirituosos. Por último, quienes padecen de migraña suelen tolerar mejor el vino tinto que el blanco.

● ● ● PARA SABER MÁS

> En todo caso, no deben consumirse más de tres vasos de vino al día. Más allá de esta dosis, los efectos benéficos del "néctar de los dioses" (protección contra el envejecimiento y el colesterol) ceden mucho terreno a los efectos nocivos del alcohol. De modo que, con o sin dolor de cabeza, consúmalo siempre con moderación.

EN POCAS PALABRAS

* El vino provoca dolores de cabeza en algunas personas sin que se conozcan las razones de esta situación.

* Las crisis cefálicas suelen atribuirse más a los vinos de mala calidad que a los buenos vinos.

18

¡estire su corazón!

La medicina china atribuye los dolores de cabeza a un desequilibrio energético. Para remediarlo, los chinos acostumbran practicar el *qi gong*, una especie de gimnasia energética muy antigua que regulariza la circulación de la energía en el cuerpo.

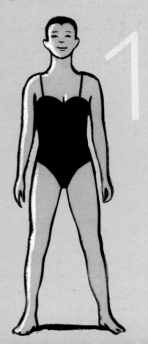

Excesiva o insuficiente

Para la medicina china, nuestra salud depende de la circulación armoniosa de la energía vital en el cuerpo. Ésta recorre el organismo en una especie de canales llamados *meridianos*, nutriendo a su paso todos los órganos. Si llega a faltar o, por el contrario, a ser excesiva, sobrevienen desequilibrios como los dolores de cabeza.

A menudo las cefaleas son consecuencia de un exceso o falta de energía en el meridiano del corazón. Existe un ejercicio que permite regularizar la circulación de la energía en este órgano.

El estiramiento del meridiano del corazón

① Póngase de pie con las piernas un poco flexionadas, los pies ligeramente separados y la espalda erguida.

② Cruce los brazos delante del pecho aflojando los antebrazos, las muñecas y los dedos.

③ Levante los brazos manteniéndolos flexionados hasta que rodeen su cabeza, mantenga las palmas hacia arriba.

④ Estire los dedos meñiques y las orillas externas de las manos antes de bajar los brazos a los costados.

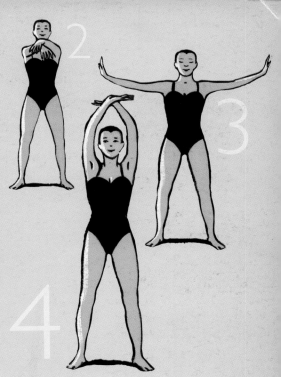

● ● ●   P A R A   S A B E R   M Á S

> Los ejercicios de *qi gong* deben practicarse en estado de relajación mental: respire tranquilamente unos minutos antes de comenzar, luego concéntrese bien en su respiración. Intente calmar el flujo de pensamientos y visualice la energía que circula en su cuerpo alimentando sus órganos.

EN POCAS PALABRAS

✳ La medicina china atribuye los dolores de cabeza a un desequilibrio energético en el meridiano del corazón.

✳ Un ejercicio de *qi gong* permite regularizar esta energía.

✳ Relájese antes de practicar; respire con calma y concéntrese en la forma en que fluye la energía dentro de su cuerpo.

19

corra, salte, muévase

Hacer deporte resulta un buen remedio para eliminar el estrés, las tensiones y las toxinas, lo cual equivale a evitar algunos dolores de cabeza, a la vez que le permite, en forma agradable, mantener un buen estado de ánimo y conservar su salud.

A menos tensiones, menos dolores de cabeza

Está por demás demostrar los beneficios del deporte. Una actividad física regular y razonable disminuye la ansiedad, facilita el sueño, mantiene en buen estado el sistema cardiovascular, favorece la oxigenación de las células, aumenta la capacidad respiratoria, activa la circulación linfática y la eliminación de los desechos, mejora la digestión, agiliza las articulaciones.

Por si fuera poco, la práctica de un deporte acaba con la mayoría de los dolores de cabeza; en particular aquellos

● ● ● PARA SABER MÁS

> La práctica del ejercicio debe ser parte de su vida cotidiana.

> El simple hecho de caminar en vez de ir en auto para hacer las compras, o de subir por la escalera en vez de

que resultan de un exceso de estrés, de una acumulación de toxinas en el cuerpo o bien de problemas circulatorios.

Beneficiarse y disfrutar

Practicar un deporte no significa necesariamente prepararse para una competencia. Lo esencial es que disfrute la actividad escogida. No vale la pena someterse a un ritmo infernal: ¡Los beneficios del deporte no se miden por los litros de transpiración eliminada ni por el sufrimiento que tuvo que soportar!
Más vale elegir un deporte que haga trabajar en armonía todo el organismo: caminata, trote ligero, natación, ciclismo. Lo primordial es que practique con regularidad una actividad física, digamos unos cuarenta minutos dos o tres veces por semana para establecer un buen promedio. Sin embargo, más vale una vez por semana de manera constante que tres veces al mes y luego ¡nada!

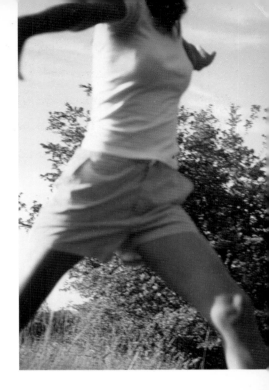

usar el ascensor, ya es una forma de deporte, sobre todo si lleva una vida muy sedentaria.

 EN POCAS PALABRAS

* Entre sus múltiples beneficios, el deporte elimina el estrés, mejora la circulación sanguínea y acelera la eliminación de los desechos.

* Elija un deporte que pueda disfrutar, utilice menos su automóvil y utilice las escaleras.

20 ¡oxigénese!

Saber respirar está bien, pero no basta; procure respirar aire sano, puro, libre de contaminantes y, sobre todo, rico en iones negativos, auténticas vitaminas del aire. Para lograrlo, no hay nada mejor que los paseos al aire libre.

Iones positivos y iones negativos

Cuando respiramos, absorbemos distintos gases, en particular oxígeno. Los átomos de oxígeno están cargados de electricidad; algunos son positivos, otros negativos. Ahora bien, los iones negativos son los más benéficos para el organismo; si no los absorbemos en cantidad suficiente, estaremos propensos a sufrir fatiga, insomnio y, desde luego, dolores de cabeza.

La ayuda de la naturaleza:

Los iones negativos son más frágiles que los positivos; se esfuman rápidamente en el interior de las casas. Para remediarlo, existen varias soluciones:
• Ventile su casa regularmente. Basta con dejar cinco minutos las ventanas abiertas para renovar el aire de una habitación mediana.
• Salga a dar un paseo por el campo.
• Adquiera un ionizador: un aparato que genera iones negativos.

●●● PARA SABER MÁS

> Los iones negativos se originan por los rayos ionizantes del sol o por la descomposición de las gotas de agua (cascadas, torrentes, olas). En un medio natural hay hasta 8 000 iones negativos por cm^3 de aire y tan sólo 3 000 iones positivos. En una habitación cerrada, la proporción se invierte al cabo de una hora.

EN POCAS PALABRAS

* Para mantener una buena condición física, necesitamos respirar iones negativos.

* Para que no nos falten, hay que ventilar las habitaciones y pasear por el campo.

* También podemos adquirir un ionizador.

testimonio

aprendí a caminar, a comer mejor, a relajarme...

En su calidad de directora financiera de una empresa, Natalia no puede permitirse fallas en su profesión, mucho menos ausentarse en repetidas ocasiones. De modo que tuvo que aprender a "lidiar" con sus dolores de cabeza. "En cuanto me di cuenta de que podía llegar a padecer de migraña crónica —explica—, consulté a un especialista. Juntos establecimos un plan de ataque, ya que no tengo ni tiempo ni ganas de sufrir. Comenzamos por elaborar un régimen alimenticio a la medida. A continuación retomé las riendas de mi actividad física; es verdad que detesto el deporte, pero en cambio me gusta mucho dar largos paseos por la playa. Por último, aprendí una técnica de relajación que me permite serenarme unos minutos y dondequiera que me encuentre, cuando veo venir un momento de tensión o una migraña. Esa breve pausa basta para que mi organismo asuma el control de la situación y solucione el problema; no sé con certeza cómo funciona, pero el resultado es que la crisis de migraña que me estaba destinada no se produce".

21 >>>

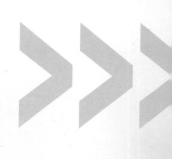

>> **Cambiar el tipo de vida para evitar las cefaleas** es un buen paso, pero cuando el dolor ya está presente, de nada sirve sufrir en silencio.

>>> Si sus buenos propósitos y nuevos hábitos de vida no han logrado aún erradicar el dolor, **usted puede actuar de manera precisa** y controlarlo incluso cuando es incipiente. Todo esto sin recurrir a los analgésicos de costumbre; de este modo evitará los efectos secundarios y podrá, de ser necesario, reservarlos para los casos de emergencia.

>>>>>> **Plantas, masajes, yoga para los ojos** (entre otras cosas) serán sus aliados para poner fin al sufrimiento sin agredir al organismo.

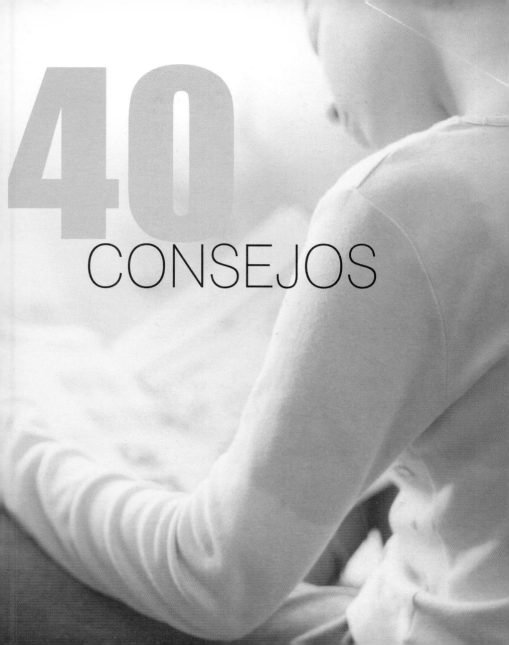

40
CONSEJOS

Si los dolores de cabeza persisten, pida a quienes lo rodean a que respeten el dolor que le aqueja, permaneciendo en calma y en silencio.

21

exija calma a su alrededor

En silencio y a oscuras

Cuando el dolor se manifiesta, no hay nada más agresivo que un ambiente ruidoso, ya sea el tránsito vehicular o la música a todo volumen que su hijo escucha en su habitación. Cualquier aumento de decibeles contribuye a intensificar el dolor. Lo mismo ocurre con la luz, que nos resulta agresiva, así como la agitación a nuestro alrededor: gente que va y viene, portazos: ¡basta! Pida a los demás

● ● ● PARA SABER MÁS

> Cuando el dolor de cabeza se declara durante su jornada de trabajo, permanecer en reposo absoluto es imposible, así que tendrá que encontrar estrategias de defensa. Trate de aislarse al máximo de los demás y explíqueles por qué. Organice el trabajo según su propio ritmo, de la manera más tranquila posible.

> Siempre que pueda, trate de evitar desplazarse. Evada los enfrentamientos con sus colegas; si es necesario, déjelos creer que tienen la razón aunque estén equivocados, ¡ya tendrá tiempo de aclarar la situación!

que por un momento respeten su dolor y se tranquilicen. Si reacciona con rapidez descansando y alejándose del ruido, de la luz y el movimiento, tendrá más posibilidades de poner fin a la desagradable sensación que le perfora la cabeza.

Cortinas, antifaz y tapones para los oídos

• Elija la habitación más tranquila de la casa. Si los dolores son frecuentes, puede aislar su cuarto (ventanas con doble cristal, paredes recubiertas de tela), de modo que tenga un sitio en donde refugiarse cuando lo necesite.
• Busque la oscuridad total: cierre ventanas y cortinas.
• De ser necesario, adquiera tapones para los oídos que lo aíslen del ruido que le rodea, así como un antifaz opaco para ojos de modo que permanezcan protegidos de la luz.
• Recuéstese lo más cómodamente posible y descanse.
• Sobre todo, no se sienta culpable por imponer reglas drásticas a sus conocidos, ya que para usted son imprescindibles. Será mejor para todos que su dolor de cabeza desaparezca, así encontrarán a una persona serena y de buen humor, ¡en vez de tener que soportar a alguien enfermo y quejumbroso!

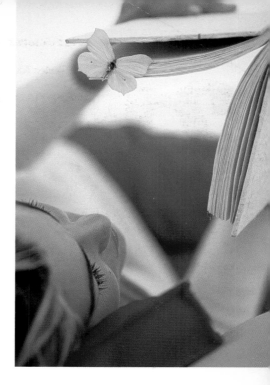

 EN POCAS PALABRAS

* Refúgiese en una habitación tranquila, apartada del ruido, la agitación y la luz.

* Pida a quienes están a su alrededor que respeten el dolor que le aqueja.

* De ser necesario, no olvide los tapones para los oídos y un antifaz opaco para los ojos.

22
piense en la manzanilla

Desde hace siglos, la manzanilla se utiliza como remedio para los dolores de cabeza. Si bien existen distintas variedades, sus efectos son muy similares, pero la más eficaz para calmar las cefaleas es la manzanilla alemana, conocida también como *matricaria*.

Hace ya mucho tiempo...

Muy difundida en la Antigua Grecia, la manzanilla alemana fue objeto de descubrimientos empíricos que 19 siglos después, en el trabajo de laboratorio, habrían de confirmar resultados positivos para la humanidad. Al principio, cuando se hallaron las propiedades curativas de esta planta, se utilizaba sobre todo para regularizar el flujo menstrual de las mujeres y para calmar, al mismo tiempo, las migrañas provocadas por las reglas. Poco a poco se extendió su uso

● ● ● PARA SABER MÁS

> La santa maría es una planta muy parecida a la manzanilla e incluso más efectiva. De sabor amargo y olor intenso, es una hierba muy utilizada para el alivio de las migrañas.

> La manzanilla se conoce en algunas regiones de Iberoamérica como *camomila*; prefiera siempre la de origen orgánico (cultivada sin insecticidas ni aditivos químicos).

analgésico contra los dolores de cabeza. En Europa es una planta silvestre que crece a orillas de los caminos y en los prados; en Latinoamérica se cultiva y en ambas regiones se utiliza de diversas formas: como infusión, aceite esencial puro, aceite de masaje, entre otras.

En la práctica

La manzanilla alemana se recomienda en particular como remedio contra las cefaleas multifactoriales, originadas por la menstruación, la fiebre, el estrés, por una difícil digestión o derivadas de neuralgias faciales. Actúa como tónico digestivo y tiene un efecto levemente sedante.

• **En infusión:** una cucharada sopera por 1/4 de litro de agua hirviendo; deje reposar durante 10 minutos; beba una taza por la noche antes de acostarse, de ser posible lejos de los alimentos.

> Siga el mismo consejo con los aceites esenciales: elija los 100% puros y naturales, de origen orgánico. Precaución: respete las dosis, sobre todo en lo que respecta a los aceites esenciales; son muy concentrados y en altas dosis son dañinos.

• **El aceite esencial puro:** ponga tres gotas (¡ni una más!) en la yema de los dedos y dé masaje en las sienes con un movimiento ligeramente circular; también puede trabajar la zona de la frente donde se produce el dolor.
• **El aceite de masaje:** mezcle aceite esencial de manzanilla con un aceite base o vehicular (semilla de uva, almendras dulces, jojoba), a razón de 5% de aceite esencial. Utilice una cucharada sopera de esta mezcla para efectuar un masaje en todo el rostro, muy despacio, evitando el contorno de los ojos.

EN POCAS PALABRAS

* Desde la antigüedad se ha utilizado la manzanilla alemana o matricaria para combatir el dolor de cabeza.

* Se puede utilizar como infusión o en forma de aceite esencial para el masaje de las zonas que causan dolor.

* De preferencia, compre hierbas de origen orgánico.

23 erradique el dolor

Para contener las sensaciones dolorosas cuando empiezan a manifestarse, recurra a los viejos remedios caseros, los cuales resultan muy eficaces.

Frío contra el dolor: Nuestras abuelas conocían algunos trucos que a veces es bueno sacar del cajón de los recuerdos. En cuanto sienta el dolor, recuéstese en un sitio tranquilo, oscuro; tenga a la mano un paño y un pequeño recipiente con agua bien fría.

Los pasos a seguir son: moje el paño, escúrralo, aplíquelo sobre la frente o en la nuca y cerciórese de que cubra toda la superficie, de una oreja a la otra. Cuando sienta que el calor reemplaza la sensación de frescura, humedezca de nuevo el paño y repita la operación.

Siga su instinto: Cuando se experimenta dolor de cabeza, uno tiende a frotar la zona adolorida. Este instinto obedece a una verdad fisiológica. En primer lugar, el hecho de dar masaje en un punto preciso activa la secreción de endorfinas, moléculas endógenas que calman el dolor. Además, los puntos en los cuales se da el masaje a menudo corresponden a lugares usados por la acupuntura: nacimiento de la nariz, sienes, base del cráneo.

● ● ● PARA SABER MÁS

> **Si ya no soporta el dolor, recurra al bondadoso y viejo método de la bolsa de hielo: llene la bolsa con cubitos de hielo y aplíquela sobre la zona que produce dolor (nuca, frente). Déjela puesta hasta que desaparezca el dolor.**

EN POCAS PALABRAS

* El simple hecho de efectuar un masaje en un punto preciso estimula la secreción de endorfinas que adormecen el dolor.

* Las compresas son eficaces contra la migraña.

24 dibuje su dolor

Para hacer frente al dolor, es válido adoptar cualquier estrategia de defensa, incluso la más excéntrica. ¿Sabía usted que para librarse de un dolor, a veces basta con recurrir a un sencillo ritual? ¡Qué espera para inventar el suyo!

El efecto placebo. El hecho es que somos mentalmente más fuertes de lo que imaginamos y poseemos las capacidades de autocuración que pueden poner fin a muchos dolores. ¡El efecto placebo existe! Las investigaciones más recientes se internan poco a poco en sus secretos. Si creemos con firmeza en nuestra curación, nuestra capacidad curativa podrá manifestarse.

En la punta del lápiz. Todo consiste en saber cómo desencadenar este efecto placebo cuando es necesario. No existe una receta infalible. A continuación le damos un ejemplo:
• Imagine su dolor con una forma, colores, etcétera.
• Dibújelo.
• Luego queme el dibujo pidiéndole al humo que se lo lleve consigo.

● ● ● PARA SABER MÁS

> Los estudios destinados a probar la eficacia de los nuevos medicamentos se realizan "contra placebo", es decir, se controla a dos grupos de enfermos, uno de los cuales tomó el medicamento verdadero y otro que cree haberlo tomado. Por lo general, el grupo placebo se cura solo, gracias a su confianza en el medicamento, ¡en más de 30% de los casos!

EN POCAS PALABRAS

* Todos poseemos extraordinarias facultades de autocuración.

* Para activarlas, podemos recurrir a sencillos rituales personales.

* Por ejemplo: ¡dibujar el dolor y quemarlo!

25

el placer a sus pies

¿Y si la solución al dolor de cabeza estuviera a sus pies? Ésta es la tesis que sostienen los adeptos de la reflexología plantar mediante soluciones sorprendentes, sencillas y a menudo eficaces.

El cuerpo en los pies

La reflexología plantar se deriva de la medicina china y de su concepción energética del ser humano. La salud se considera el resultado de una armoniosa circulación de la energía vital en nuestro cuerpo, mientras que un desequilibrio de la misma sería el responsable de nuestras enfermedades.

La medicina tradicional china considera que bajo la planta de los pies tenemos un "mapa reflejo" de todo nuestro cuerpo. A cada órgano, meridiano de energía o función vital, le corresponde un homólogo en la planta de los pies. Al efectuar masajes en puntos precisos de este mapa reflejo, podríamos reactivar la circulación energética y equilibrarla de existir algún trastorno.

Tome el pie entre sus manos

• Para calmar dolores en las sienes, practique un masaje de algunos minutos con la yema de los cinco dedos, con movimientos estimulantes y ligeramente circulares.

• En caso de dolor craneal, concéntrese en la yema de los dedos gordos y, de modo particular, en la cara inferior del dedo gordo del pie izquierdo.

• Para calmar los dolores difusos, no dude en trabajar todo el pie; comience por la parte inferior, a partir de los dedos y en dirección del talón, luego pase a la parte superior siguiendo el mismo recorrido. Prodigue este tratamiento a ambos pies con una presión estimulante y ligera a la vez.

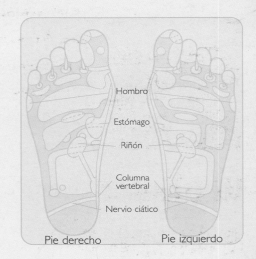

Hombro

Estómago

Riñón

Columna vertebral

Nervio ciático

Pie derecho   Pie izquierdo

> Lo ideal es dejar sus pies bajo el cuidado de un profesional. La reflexología plantar pertenece a las familias de las terapias reflejas. El terapeuta podrá enseñarle los rudimentos de la técnica, que luego podrá practicar en familia. Sin embargo, si desea intentarlo solo, observe las zonas afectadas por sus dolores de cabeza en el mapa de arriba; luego proceda a un ligero masaje del pie antes de pasar a los puntos elegidos. Si un punto en particular resulta doloroso, es que necesita estimularlo de manera especial. No lo piense y ¡hágalo!

EN POCAS PALABRAS

∗ La reflexología plantar es una terapia energética derivada de la medicina china.

∗ Todos tenemos en la planta de los pies "un mapa reflejo" en donde se proyectan correspondencias con los diferentes órganos del cuerpo.

∗ El masaje, en determinados puntos restablece la circulación energética y alivia las cefaleas.

26 olvide el dolor

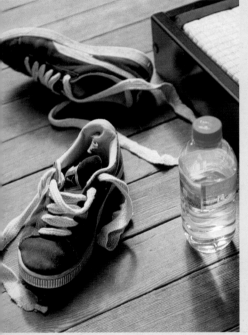

Por lo general, a una persona enferma le cuesta mucho trabajo olvidarse de su mal. En ocasiones llega incluso a alimentar una angustia latente ante el temor de que el dolor reaparezca, aun cuando éste ni siquiera se ha manifestado. Aprenda a deshacerse de ese fantasma inútil y estorboso.

● ● ● PARA SABER MÁS

> Para mejorar la efectividad de esta técnica de derivación mental del dolor, haga proyectos a corto, mediano y largo plazos:

> De este modo entrará en una dinámica que lo llevará al ritmo que haya elegido. Sin embargo, tenga cuidado de no forzar la situación de su padecimiento; si se presenta una verdadera crisis, tómela con calma, atiéndala como es debido y acepte que existe.

Cuando el silencio se vuelve ruidoso

Existen silencios tan ruidosos que se asemejan a un barullo. La persona que ha sufrido las cefaleas desde hace largo tiempo desarrolla una paradoja psicológica de esta índole; a veces sigue sintiendo el dolor aunque éste ya no se manifieste, es una sorda amenaza que se cierne sobre su vida. Para revertir el proceso, conviene no pensar en ello, aunque resulta más fácil decirlo que ponerlo en práctica. Sin embargo, con un poco de imaginación podrá encontrar bastantes distracciones que lo harán olvidar, por lo menos hasta la siguiente crisis.

Solicite el programa

Para olvidar, el remedio más efectivo es mantener la mente ocupada. Una actividad física le permite sumergirse a fondo en el esfuerzo y olvidar toda angustia. La pasión por la filatelia, la arqueología o la

vida de los insectos abrirá su mente a espacios de prospección y descubrimiento. Desarrolle su vida social, propicie nuevos encuentros, participe en una asociación local; esto puede provocar una reacción en cadena y orientarlo hacia nuevas actividades que ocupen su tiempo. Incluya también las salidas al cine o las distracciones entre amigos para vencer el miedo a que el dolor regrese.

> De no hacerlo, correría el riesgo de intercambiar una crisis por otra.

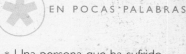

EN POCAS PALABRAS

* Una persona que ha sufrido desde hace largo tiempo, acaba por vivir con su dolor de manera permanente, al grado de temerle, aún cuando éste no se manifieste.

* Para evitar y olvidar el dolor, no hay nada mejor que mantener la mente ocupada.

* El cine, la pintura, las salidas con amigos; cualquier actividad agradable alivia la angustia.

27

conéctese a un panorama agradable

Nuestra mente es ingenua. Si le contamos una historia placentera, llena de sinceridad, la registra y la asienta como verdadera. Existen algunas técnicas psicocorporales que se valen de esta evidencia para mitigar los dolores de cabeza.

Érase una vez...

Nunca dejamos de hablar con nosotros mismos. Las más de las veces, nuestra discreta voz interior construye argumentos negativos, incluso dramáticos, que acabamos creyendo. Sin embargo, son muchas las técnicas de introspección y relajación que utilizan este tipo de mecanismo para construir imágenes positivas y ayudarnos a resolver los problemas o

● ● ● PARA SABER MÁS

> Para lograr efectividad en los mensajes (palabras o imágenes) siempre deben ser afirmativos, expresados en primera persona y en presente.

> Por ejemplo, no diga: "Ya no va a dolerme la cabeza", sino más bien: "Me siento bien y sólo experimento sensaciones agradables".

incluso a calmar los dolores. Si nos contamos una historia positiva en un estado próximo al sueño, permitimos que nuestra mente integre nuevas afirmaciones que poco a poco modifican nuestra realidad.

Sofrología, hipnosis, visualización...

La sofrología, la hipnosis, la autohipnosis, la visualización, todas estas técnicas se basan en el mismo principio: alimentar la mente en reposo con mensajes positivos, de manera que se inviertan ciertos procesos psíquicos y físicos. De forma muy especial, cada una de estas técnicas puede actuar sobre el dolor. Se practican en estado de relajación profunda. La visualización trabaja mediante imágenes mentales; la hipnosis a través de palabras dichas por el terapeuta; la autohipnosis utiliza mensajes verbales que se envía a sí mismo; la sofrología combina palabras e imágenes.

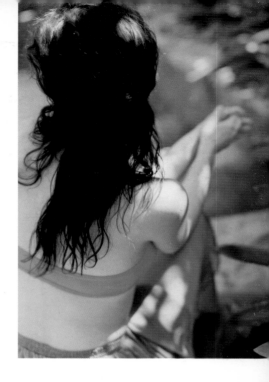

> **No estaría por demás mejorar nuestra vida con mensajes estimulantes; así que puede añadir: "Me siento en plena forma" o "Tengo una memoria de elefante". Uno nunca sabe...**

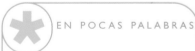

EN POCAS PALABRAS

* Técnicas como la hipnosis, la visualización o la sofrología permiten autodirijirse mensajes positivos capaces de mitigar algunos dolores.

* Los mensajes siempre deben ser afirmativos, en presente y en primera persona.

28

busque los puntos positivos

La medicina china dio origen a diversas técnicas terapéuticas basadas en el mismo principio: las enfermedades obedecen a un desequilibrio energético, de modo que, para curarlas, bastará con restablecer la circulación de la energía. Según el *do in*, puede hacerlo usted mismo gracias a una serie de masajes específicos.

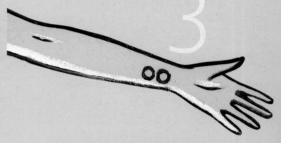

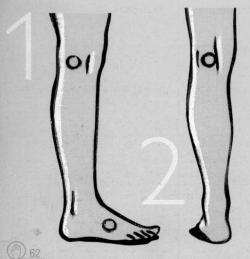

Reactivar la energía bloqueada

El *do in* se basa en los mismos principios que la acupuntura: actuar en los flujos de energía mediante la estimulación de puntos precisos repartidos en los meridianos, con el fin de restablecer la circulación armónica de energía en todo el cuerpo. El acupunturista utiliza agujas, mientras que el experto en *do in* se vale únicamente de sus dedos.

Esta técnica puede practicarse en forma individual. En ese caso, los automasajes se efectúan con la mano, trabajando primero un área extensa; luego, con el pulgar o la uña, se insiste en los puntos elegidos.

Contra la migraña

En cuanto aparezca el dolor, siéntese cómodamente en un sitio tranquilo, respire profundo, cierre los ojos y efectúe un ligero masaje en toda la cabeza durante un minuto. Insista en los siguientes puntos:

① Si el dolor se localiza en las sienes: trabaje la parte externa de la pierna, a la altura de la rodilla, y tres dedos arriba del cuarto dedo del pie.

② Si el dolor se localiza en la parte alta de la cabeza: busque el punto detrás de la rodilla, justo en medio de la articulación.

③ Si el dolor afecta la frente: trabaje la parte interna de la muñeca, de dos a tres dedos por arriba del pliegue.

④ Si el dolor se localiza en la nuca: trabaje la base del cráneo y el hueco de la clavícula.

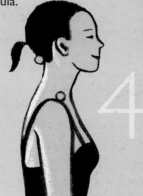

● ● ● PARA SABER MÁS

> **El estímulo de los puntos del *do in* tonifica la piel, activa tanto la circulación sanguínea como la linfática, facilita la eliminación de toxinas, alivia las tensiones mentales y emocionales, aumenta las secreciones hormonales. Cuando busque un punto preciso, confíe en sus sensaciones; por lo general, el punto bloqueado resulta doloroso al tacto. Estimúlelo cada vez con más vigor, a medida que disminuye el dolor.**

EN POCAS PALABRAS

* El *do in* se basa en los mismos principios que la acupuntura.

* Esta técnica consiste en efectuar masajes con los dedos en puntos específicos situados en los meridianos de energía.

* Los masajes pueden efectuarse en forma individual; los puntos a tratar se eligen según la localización del dolor de cabeza.

29

no olvide el
masaje facial

La medicina china ejerció su influencia en todas las culturas de los países circunvecinos; inspiró, por ejemplo, a la medicina vietnamita en la creación del *dien cham*, técnica de reflexología facial que permite mitigar rápidamente el dolor de cabeza.

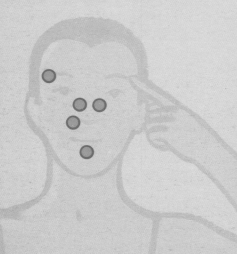

Estimular el rostro

El *dien cham* es menos famoso que la acupuntura, se describe como una técnica de reflexología que radica en una delicada estimulación de puntos precisos del rostro. Entre mejor se elijan los puntos, más eficaz será el alivio de los dolores, entre otros, de las cefaleas. Los acupunturistas que conocen esta técnica utilizan agujas. Los no profesionales se valen de algún objeto redondeado, como el tapón de una pluma o el nudillo del dedo índice flexionado. Basta con dar golpecitos rápidos en el punto elegido, primero suavemente y luego cada vez más fuerte, durante unos veinte segundos. Entre más vigorosa sea la estimulación, más rápidos serán los resultados.

Localice los puntos precisos

Para calmar una migraña, aquí tiene algunos de los puntos que el *dien cham* recomienda (debe presionar el sitio indicado).

• A la derecha de la nariz, a la altura del puente nasal, en el extremo superior del "bigote".

• Exactamente debajo del labio inferior, en el hoyuelo que se forma justo en medio.

• A ambos lados, donde empiezan las alas de la nariz, en la unión del cartílago y el hueso; ésta es la zona que se presiona cuando sufre de migraña por sinusitis.

• En el límite externo de cada ceja; se trata de los puntos en donde se aplica presión de manera espontánea, cuando siente que la migraña le oprime la cabeza, o para dar a entender a un interlocutor que ya nos "colmó la cabeza" con sus historias.

● ● ●   P A R A   S A B E R   M Á S

> El *dien cham* se apoya en los principios de la reflexología, a saber, que determinadas partes del cuerpo reflejan al organismo en su conjunto. Así, a cada órgano le corresponde un punto reflejo en el pie, las manos, el rostro o la oreja, etc. La estimulación de estos puntos precisos actúa en el órgano en cuestión, según un principio de resonancia. El *dien cham* no es muy conocido en el mundo, por tanto, no son muchos los terapeutas que cuentan con la formación adecuada. Sin embargo, usted puede encontrar perfectamente los puntos correctos en su propio rostro si se deja guiar por su instinto y sensaciones.

EN POCAS PALABRAS

* Debemos a la medicina vietnamita la creación del *dien cham*, técnica de reflexología facial que permite aliviar rápidamente las migrañas.

* El *dien cham* consiste en una delicada estimulación de ciertos puntos del rostro con el tapón redondeado de una pluma o con el nudillo del dedo índice flexionado.

* Si se guía por su instinto, podrá encontrar fácilmente los puntos correctos sobre su rostro.

30

drene su hígado

A menudo, los dolores de cabeza se deben a una congestión hepática. Cuando el hígado la manifiesta es conveniente drenarlo. No hay nada más sencillo si recurrimos a las virtudes de las plantas.

Hígado sobrecargado, cabeza saturada

A veces, los dolores de cabeza son resultado de un hígado obstruido que, si está sobrecargado por una alimentación muy pesada y rica en grasas, azúcar o alcohol, trabaja con dificultad. La secreción de bilis es insuficiente, la digestión se vuelve lenta, las toxinas se acumulan y la cabeza sufre las consecuencias. Las plantas son muy eficaces para ayudar al hígado a realizar su tarea; hay algunas que se

● ● ● PARA SABER MÁS

> El rábano negro y el diente de león son excelentes auxiliares para las personas con hígado lento.

> El rábano negro es un maravilloso depurativo que ayuda al hígado a eliminar todos los desechos que lo obstruyen. También aumenta la producción de bilis y favorece la eliminación de toxinas.

toman en forma de infusiones o cápsulas, otras sencillamente se comen en ensalada. A todas las respalda un brillante pasado, ya que han probado su eficacia desde hace milenios.

El arte de utilizar las plantas medicinales

• **La alcachofa:** actúa como un gran protector del hígado; estimula la producción y la eliminación de bilis y ayuda a reconstituir las células hepáticas. En infusión, ponga una cucharada copeteada de hojas secas (sin la flor) en una taza de agua hirviendo. Beba dos tazas al día endulzadas con miel, ya que la preparación es muy amarga. También puede comer las alcachofas en ensalada, crudas o cocidas.

• **El boldo:** tónico del hígado que estimula la secreción de bilis y activa la digestión. En infusión, ponga 10 gramos de boldo en un litro de agua hirviendo y beba una taza antes de cada comida.

• **La albura de tilo:** ayuda a los hígados perezosos gracias a su alto contenido en flavonoides. También ayuda a calmar las migrañas de origen hepático y las náuseas. En decocción, ponga una cucharada sopera de albura de tilo en una taza de agua fría y deje hervir 3 minutos. Beba cuatro tazas al día endulzadas con miel.

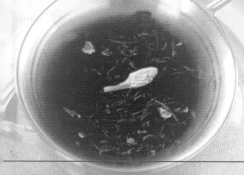

> No lo piense más: use los vegetales benéficos para su hígado; en temporada, consúmalos crudos, aderezados con un buen aceite vegetal y un poco de vinagre de sidra o jugo de limón, o bien, en una infusión de boldo o albura de tilo, será una solución útil y agradable que su hígado apreciará.

EN POCAS PALABRAS

∗ A menudo, las migrañas tienen su origen en una congestión hepática. Si el hígado manifiesta esta "sobrecarga", llegó el momento de drenarlo.

∗ La alcachofa, el boldo, la albura de tilo, el rábano negro y el diente de león son muy efectivos, tanto en infusión como en ensalada.

31

descanse la vista

Los ojos son órganos particularmente sensibles en las personas propensas a sufrir dolores de cabeza. Por una parte, el cansancio ocular puede provocar cefaleas; por otra, los dolores se agravan con la luz. En todos los casos, es indispensable reaccionar de manera inmediata y atenderlos.

Cuide sus ojos

Algunos destellos inofensivos para el común de las personas resultan dolorosos para quienes sufren de migraña: un rayo de sol que se cuela por la rendija de una ventana, un resplandor muy intenso, el reflejo de una puesta de sol en el agua, el deslumbramiento que producen en la noche los faros blancos en la carretera, etcétera. A veces puede tratarse incluso de una mayor sensibilidad a la luz del día. Las personas que trabajan con los ojos pegados a una pantalla también se exponen a un cansancio de la vista que aumenta los riesgos de sufrir dolores de cabeza. Para remediar estas situaciones, la medicina hindú pone a su disposición sus técnicas de yoga ocular.

Gimnasia para los ojos

Para descansar sus ojos, practique el *palming*.

• Coloque la mano izquierda sobre el ojo correspondiente, encorve la palma de su mano para que encaje sobre la órbita, y deje descansar los cuatro dedos sobre el nacimiento de la nariz. Coloque de igual manera la mano derecha sobre el otro ojo y deje que estos dedos cubran la otra mano.

• Sus ojos están protegidos de la luz. Permanezca así varios minutos respirando profundamente y relajando los párpados y músculos oculares.

El yoga ocular propone otros ejercicios específicos para descansar los ojos de las personas que padecen de migrañas provocadas por un enfoque forzado del ojo en objetos muy próximos. Por ejemplo, durante algunos minutos, fije la vista en la flama de una vela o en la punta de su nariz, luego gire los globos oculares varias veces en el sentido de las manecillas del reloj y en sentido opuesto. Para favorecer la vasodilatación y la oxigenación de los ojos, parpadee en forma repetida y forzada hasta provocar las lágrimas; puede repetir el ejercicio varias veces al día.

32 cambie sus anteojos

En ocasiones las cefaleas son resultado de un detalle que se ha pasado por alto durante mucho tiempo: tal vez necesite anteojos, o bien, los que usa ya no son adecuados para corregir su vista.

Esfuerzos inadvertidos: Ante un dolor de cabeza persistente y tenaz, conviene preguntarse: "¿tendré la vista cansada?," "¿necesitaré usar anteojos o cambiarlos?" Cuando la visión disminuye, los ojos empiezan a adaptarse a esa imperfección, es decir, nos obligan a forzar la vista para seguir llevando a cabo su tarea, pero no nos percatamos enseguida de los esfuerzos que realizan y éstos provocan los dolores de cabeza.

Examine su vista periódicamente: Aunque usted no use anteojos, hágase un examen de la vista, ya que nunca se sabe. En caso de que ya los utilice, es recomendable consultar al oftalmólogo una vez al año; él revisará que sus anteojos sean adecuados o le prescribirá otros si lo juzga necesario. También puede detectar algún problema conexo (fotosensibilidad, hipertensión ocular, etc.) que pudiera agravar los dolores de cabeza.

●●● PARA SABER MÁS

> También piense en recurrir al yoga ocular. Con ejercicios específicos adaptados a su tipo de problema, podrá mejorar la tonicidad de los músculos responsables de enfocar la vista. De este modo su visión recuperará varias dioptrías.

EN POCAS PALABRAS

∗ Los dolores de cabeza pueden deberse a una disminución de su agudeza visual.

∗ Visite al oftalmólogo, quien, de ser necesario, le prescribirá los anteojos adecuados.

33 dése un baño de manos

Aquí tiene otro remedio de la abuela que funciona bien: en cuanto aparezca el dolor, sumerja las manos y los pies en agua caliente. Sencillo y eficaz, siempre y cuando no demore mucho tiempo en ponerlo en práctica.

Una solución simple: Ese dolor incipiente que usted conoce tan bien, ¿anuncia una crisis? Sin importar dónde se encuentre, aíslese de inmediato en el baño. Llene el lavabo con agua caliente y sumerja las manos. Permanezca así unos minutos, frotando suavemente las muñecas de abajo hacia arriba. Si le es posible, haga lo mismo con los pies, frotando las pantorrillas a partir de los tobillos y subiendo lentamente.

Una receta más sofisticada: Otro método más efectivo consiste en sumergir los pies durante algunos minutos, en forma alternada, en agua caliente y luego, por un tiempo más breve, en agua fría. Esta técnica se transmite de madre a hija desde hace siglos, ya que alivia las migrañas relacionadas con el ciclo menstrual.

● ● ● PARA SABER MÁS

> El agua caliente, así como la alternancia de agua caliente y fría, mejoran temporalmente la circulación sanguínea. El efecto es rápido, mas no necesariamente duradero. Por fortuna, puede repetirlo sin riesgo alguno cuantas veces lo necesite.

EN POCAS PALABRAS

* En cuanto aparezca el dolor, sumerja las manos y los pies en agua caliente.

* Otro método consiste en sumergir los pies, en forma alternada, en agua caliente y luego fría.

* El agua caliente, o la alternancia de agua caliente y fría, mejoran la circulación sanguínea.

34

Un método probado desde hace mucho tiempo consiste en aplicar cataplasmas de tierra arcillosa en las zonas dolorosas. Sigue siendo igual de efectivo, sobre todo si agrega unas cuantas gotas de un aceite esencial apropiado.

considere las cataplasmas de arcilla

Arcilla verde y un poco de agua

Para preparar su cataplasma, mezcle arcilla verde con un poco de agua, mueva y agregue una cucharada sopera de aceite de oliva virgen para obtener una pasta suave. Dispóngala en un paño y aplíquela directamente sobre la frente o la nuca en cuanto aparezca el dolor o durante la crisis. Hay quienes aconsejan la cataplasma fría, otros la prefieren caliente. En caso de duda, comience aplicándola caliente y

● ● ●   P A R A   S A B E R   M Á S

> Entre otras de sus virtudes, los aceites esenciales de lavanda, salvia y orégano son antiespasmódicos y analgésicos, de ahí su eficacia para calmar los dolores de cabeza.

> Para preparar su cataplasma, utilice un recipiente de barro y una cuchara de madera.

luego déjela enfriar. Así sabrá qué solución le procura mayor alivio.

Añada unas gotas de aceite esencial

En la misma pasta de arcilla, puede agregar unas gotas de aceites esenciales de hierbas antes de disponer la pasta sobre el paño. Aquí tiene una mezcla muy eficaz:
• 5 gotas de aceite esencial de lavanda
• 5 gotas de salvia simple
• 5 gotas de orégano
Mezcle bien y siga el procedimiento indicado anteriormente. Los aceites esenciales se difunden lentamente a través del paño y la piel y contribuyen a aliviar el dolor.

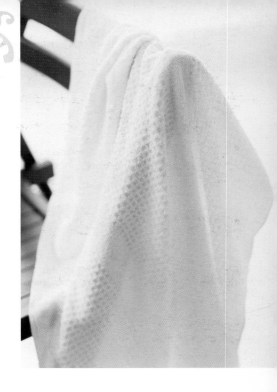

> Ante todo, evite el metal, que altera las propiedades de la tierra y reduce su eficacia.

 EN POCAS PALABRAS

* Prepare cataplasmas de arcilla para aliviar el dolor de cabeza.

* Agregue unas gotas de aceite esencial: lavanda, salvia y orégano.

* Use la arcilla fría o caliente, elija la temperatura que más le convenga.

35

dinamice su intestino

Una adecuada higiene intestinal es fundamental para mantenerse saludable. Si padece dolores de cabeza frecuentes, atienda su intestino; quizás ahí radique el problema. Un ligero ajuste en la alimentación y algunas plantas serán los mejores aliados.

Preparar el terreno

Si su intestino perezoso le causa migraña, evite sobre todo el uso de laxantes químicos. Si bien resuelven provisionalmente el problema, acaban por agravarlo debido a que son muy irritantes. Además, algunos de ellos provocan contracciones artificiales del colon, haciendo más lento su funcionamiento. Para remediar este problema, empiece por cuidar un poco su alimentación (*véase* Consejo 2).

● ● ● PARA SABER MÁS

> Para que el intestino realice bien su trabajo, es indispensable que los músculos cuenten con una buena tonicidad. Para ello, haga ejercicio regularmente y sin excederse: caminata, natación, bicicleta.

> Estas actividades ejercitan la región abdominal como un auténtico masaje y mejoran el tránsito intestinal. Algunos ejercicios de yoga también dan muy buenos resultados.

Segunda etapa: haga una breve cura de plantas; sin ser verdaderos laxantes, devolverán la tonicidad a su intestino sin irritar este órgano tan frágil.

Las plantas que cuidan su intestino

Las plantas que reactivan el funcionamiento intestinal sin producir irritación son: la malva, la majagua y el arraclán.

• Sin considerarse un auténtico laxante, la malva es emoliente y suavizante. Deje reposar durante 10 minutos una cucharada sopera de hojas y flores de malva en 25 centilitros de agua caliente. Beba hasta tres tazas al día.

• De acción similar a la malva, la majagua es un auténtico protector y calmante para los intestinos irritados. Coloque 15 gramos de hojas en 1/4 de litro de agua hirviendo y deje reposar 10 minutos. Beba hasta tres tazas al día.

• El arraclán es un laxante directo. Puede utilizarlo cuando se sienta muy estreñido. Agregue una cucharadita en 1/4 de litro de agua fría, hierva 5 minutos y luego déjelo reposar otros 10 minutos. Beba una taza por la noche, al acostarse.

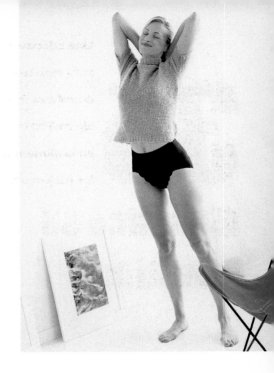

 EN POCAS PALABRAS

∗ Las plantas son muy eficaces para activar el intestino perezoso, una causa más de dolores de cabeza recurrentes.

∗ La malva, la majagua y el arraclán alivian los problemas intestinales.

∗ Evite los laxantes químicos y haga deporte.

36

evite las secuelas de las fiestas

Una fiesta entre amigos es algo que se prepara: la mesa o el buffet, la ropa y, desde luego, el organismo. Para evitar las resacas difíciles a causa de un dolor que perfora las sienes, tome algunas precauciones.

Infusiones y homeopatía

Es un hecho que beberá y comerá bien en la reunión, estará en constante actividad, percibirá diversos olores, y quizá tendrá que pasar varias horas en un ambiente lleno de humo. Si desea evitar despertarse al día siguiente con náuseas y migraña, prepare su cuerpo para ese momento sin duda agradable, pero que puede acarrearle consecuencias. Éstas son algunas precauciones que deberá tomar antes de salir:
• Las plantas: prevea una infusión analgésica que podrá tomar a su regreso (¡por

●●● PARA SABER MÁS

> Algunos terapeutas naturistas recomiendan ingerir una cucharada de aceite de oliva sin cocinar una o dos horas antes de la comida.

> Éste forma una película grasa sobre las paredes del estómago que facilita el tránsito de los alimentos muy pesados.

si acaso!): 20 gramos de ulmaria, 60 gramos de grosellero y 30 gramos de fresno en infusión con un litro de agua caliente. Beba una taza; renueve la toma de ser necesario.

• Con homeopatía: tome una dosis de *Nux vómica* 7 CH unas horas antes de la fiesta para favorecer la digestión.

Durante la fiesta

• Como persona precavida, habrá pensado en llevar un frasquito de 10 ml de aceite esencial de menta piperita. Si comienza a sentir dolor, frote suavemente las sienes y la nuca con unas dos gotas de este aceite esencial; le garantizamos una sensación de frescura y alivio inmediato.
• Durante la comida, evite hacer mezclas y limítese a una sola bebida; lo ideal sería optar por el mejor vino tinto que se sirva o por un vino blanco muy seco. No repita los platillos que llevan salsa.

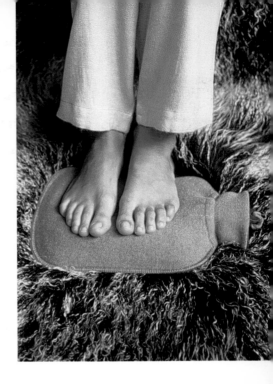

> También puede tomar leche de arcilla durante los tres o cuatro días siguientes (*véase* Consejo 07).

EN POCAS PALABRAS

∗ Si usted "paga" las celebraciones con una resaca a la mañana siguiente, aprenda a prepararse.

∗ Las plantas, la homeopatía, los aceites esenciales y la arcilla serán sus aliados antes, durante y después de una fiesta.

37

imite al gato

Algunas posturas de yoga son muy efectivas contra los dolores de cabeza provocados por estrés, hipertensión o problemas vertebrales. No dude en practicarlas: esta disciplina ancestral se recomienda para todas las personas, sin importar la edad.

Más que una simple técnica corporal

El yoga se deriva de la tradición médica hindú, es una disciplina psicocorporal completa. Las posiciones de yoga (*asanas*) varían en dificultad para que cada persona pueda encontrar aquella que conviene a su nivel. Se practican en estado de relajación mental y la respiración juega un papel crucial. El objetivo no es que la persona vaya más allá de sus propios límites, sino que perciba su cuerpo desde una nueva perspectiva: interior, serena, apacible. Sentirá que una nueva energía, capaz de solucionar muchos de sus problemas, entre otros, sus dolores de cabeza, recorre todo su ser. La práctica regular del yoga mejora la oxigenación del cuerpo, reactiva los intercambios metabólicos, alivia los problemas de estática (espalda, cuello, hombros), mejora la digestión, relaja los nervios, activa el sistema cardiovascular...

¡Miau: imagine que es un gato!

Un ejemplo: la posición del gato, que nos tranquiliza, relaja los nervios y alivia las tensiones acumuladas en espalda, hombros y cervicales.
① Recuéstese boca abajo con las puntas de los pies extendidas, las manos en el suelo al nivel de los hombros y los codos pegados al cuerpo.

• Inhale profundamente e impúlsese con las manos hasta quedar a gatas.
② Exhale y descienda lentamente hasta que su *derriére* quede sobre sus talones.
• Deje los brazos extendidos frente a usted y permanezca así el mayor tiempo posible para que se relaje bien y alivie la tensión de su espalda.

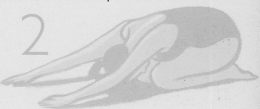

> En la filosofía del yoga, la salud se vincula con la relación armónica que el individuo debe mantener consigo mismo, con los demás y con su entorno. Es conveniente no romper dicha armonía adoptando un estilo de vida malsano y muy alejado de la naturaleza. Para prevenir las cefaleas, el yoga lo invita a respetar sus ritmos biológicos, a cuidar su alimentación, a aprender a respirar mejor y a darse ratos de descanso. De alguna manera, se trata de un programa completo para ponerse en forma.

EN POCAS PALABRAS

* Algunas posturas de yoga calman los dolores de cabeza debidos al estrés, problemas de estática o hipertensión.

* Imite al gato, esta posición relaja la columna vertebral.

* Usted puede vincular la práctica regular del yoga a una buena salud general: alimentación, respiración y meditación.

38

no olvide recurrir a las plantas

Algunas plantas medicinales tienen una acción analgésica directa. Bien utilizadas, son tan eficaces como los medicamentos, pero sin efectos secundarios. Reserve las alternativas químicas para los casos de emergencia y deje en manos de la naturaleza los dolores de cabeza comunes y corrientes.

Más principios activos, menos efectos secundarios

Las plantas medicinales contienen principios activos naturales que la industria farmacéutica imita para fabricar los medicamentos. Si bien éstos son más eficaces y rápidos, a veces son agresivos para el organismo. De hecho, en las plantas se combinan decenas de principios activos y la asimilación es mejor; de ahí que causen menos efectos secundarios. En los medicamentos, en cambio, el princi-

● ● ● PARA SABER MÁS

> Si no tiene tiempo (o ganas) de prepararse infusiones o decocciones, puede inclinarse por las nuevas presentaciones.

> Las farmacias tradicionales y las parafarmacias ofrecen plantas en cápsulas (polvo, nebulizador), extractos líquidos en ampolletas (ampollas), extractos estandarizados (en los que la proporción de principios activos es

pio activo más eficaz se encuentra aislado. Si sus dolores de cabeza regresan periódicamente, pruebe con las plantas, así evitará los problemas que acarrea el consumo regular de analgésicos y antiinflamatorios, mismos que debe reservar para los casos extremos. De esta manera, los medicamentos conservarán toda su eficacia.

Las plantas que dan alivio

• **La verbena officinalis:** conocida como hierba de Venus, contiene verbalina que le confiere una acción tónica, digestiva y antiespasmódica. Coloque 50 gramos en un litro de agua fría, hierva un minuto, luego deje reposar durante 10 minutos. Beba cuatro tazas al día, lejos de los alimentos.
• **La reina de los prados:** de la cual se extrajo el ácido salicílico, que es la base de la aspirina. Es un analgésico muy eficaz. Ponga una cucharadita en una taza

de agua hirviendo, deje reposar 10 minutos. Beba tres tazas al día, lejos de los alimentos.
• **El jazmín:** por sus virtudes sedativas y tranquilizantes, el jazmín es prodigioso para combatir los dolores de cabeza ocasionados por el estrés. Coloque 20 gramos en un litro de agua hirviendo, deje reposar 5 minutos. Beba dos tazas al día.

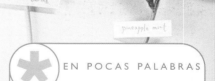

Lemon barme

pineapple mint

invariable), tinturas madre (maceraciones en alcohol)...
> Consulte a su médico o farmacéutico; hay presentaciones que son más convenientes en el caso de ciertas plantas.

✳ EN POCAS PALABRAS

✳ Las plantas son auténticos analgésicos. De ellas se extraen la mayoría de los principios activos que la industria farmacéutica utiliza para la fabricación de medicamentos.

✳ Su efecto es un poco más lento, sutil y complejo en relación con los medicamentos y no provocan los efectos secundarios acostumbrados.

39

que la acidez no lo amargue

El equilibrio de nuestro cuerpo depende, entre otros factores, del grado de acidez de nuestra sangre: el exceso de ácido genera múltiples desequilibrios; que se traducen en depresión, cansancio, nerviosismo, problemas circulatorios y dolores de cabeza. Para evitar estos problemas, vigile su alimentación.

Ni mucho ácido, ni muy poco...

Los médicos naturistas lo llaman equilibrio ácido basal, un término bastante complicado para explicar un hecho simple: en función de lo que comemos, nuestro medio interno (sangre, linfa, líquido intra y extracelular) será más o menos ácido. Si esta acidez se prolonga mucho tiempo, las células se desgastan y los intercambios metabólicos se alteran. El desequilibrio más frecuente es el exceso de acidez, y éste puede producir

● ● ●   P A R A   S A B E R   M Á S

> Para conocer el grado de acidez de nuestro medio interno, basta con rastrearlo en la orina.

> A través de la orina eliminamos el exceso de acidez. Si la orina es muy ácida, ¡es hora de tomar medidas!

dolores de cabeza. Sin embargo, un medio interno demasiado alcalino también acarrea trastornos.

Ingiera más vegetales

Es posible restablecer fácilmente el nivel adecuado de acidez si vigilamos nuestra alimentación. De manera general, los alimentos de origen animal provocan acidez, ya que una parte de las proteínas se degrada en ácidos durante la digestión. Igual ocurre con el alcohol, los lácteos, la clara de huevo, el café y el té, así como los productos vegetales muy refinados. Por el contrario, los alimentos vegetales son alcalinizantes, ¡incluso los que tienen un sabor ácido! Un jugo de limón se transforma en base al llegar al estómago; así que no se deje llevar por los sabores. Por último, debe saber que el estrés y el agotamiento favorecen la producción de ácido, al igual que el tabaquismo y la vida sedentaria.

> En circunstancias ideales, el grado de acidez de la sangre (pH) debería ser de 7.4.

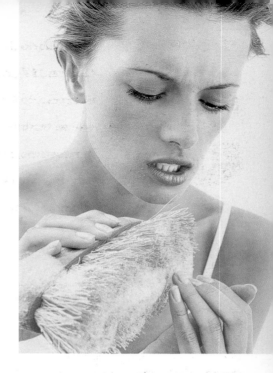

 EN POCAS PALABRAS

* Un exceso de acidez en el cuerpo puede provocar dolores de cabeza.

* Es posible corregirlo vigilando la alimentación.

* En general, los productos de origen animal provocan acidez y los vegetales no refinados son alcalinizantes.

40 cuidado con los olores

Cuando inicia una crisis de dolor, a veces se experimenta un leve estado de náusea que se acentúa con ciertos olores. La solución es evidente: huir de ellos.

Los olores enemigos: Estudios realizados para comprender la interacción entre olores y dolor de cabeza han demostrado que, aun entre dos episodios de crisis, las personas que sufren de migraña conservan un sentido del olfato increíblemente fino. En cambio, aún no se sabe con exactitud por qué los olores fuertes desencadenan crisis de migraña en algunos individuos.

La única solución: ¡Salir huyendo! Por desgracia, éste es el único consejo que puede darse a quienes padecen de migraña y que sufren de intolerancia a los olores.

• Ventile regularmente las habitaciones.

• Lleve siempre un pañuelo impregnado con un aroma de su agrado para cubrirse la nariz en caso percibir un olor desagradable.

• En un difusor, coloque un aceite esencial cuyo aroma le resulte agradable y dispérselo en su casa, auto u oficina.

● ● ● PARA SABER MÁS

> Los perfumes pesados e intensos, el olor de puro o cigarrillo, a veces hasta el olor del café, de alimentos fritos o de pintura fresca pueden provocar crisis repentinas de cefalea. Así como se aconseja con respecto al ruido y a la luz, ponga al tanto a sus conocidos para que, por consideración a su persona, aprendan a respetar sus aversiones.

EN POCAS PALABRAS

* Quienes padecen de migraña son incapaces de soportar los olores fuertes y hay quienes los consideran causantes del dolor.

* Los olores penetrantes son mencionados con frecuencia como responsables directos de las crisis cefálicas.

testimonio

¡una herborista cambió mi vida!

"Soy agente comercial y paso gran parte de mi tiempo en las carreteras. Hace un año me detuve en un pueblecito. Aún me quedaba tiempo antes de mi cita, a unos cuantos kilómetros de ahí. No sé cómo entré en aquella vieja tienda herbolaria, pero esa visita transformó mi vida. En mi familia, la migraña es una tradición que se remonta a varias generaciones. Hablé de esto con la señora que vendía las hierbas medicinales. Cuando le dije que era sumamente tímido, exclamó: '¡Lo que usted tiene es una migraña psicoemocional!' Entonces sacó un paquete de atrás del mostrador; era una mezcla de flores y hojas secas. Con ellas debía prepararme una infusión y beber más o menos medio litro al día. Como asiduo consumidor de analgésicos, tenía mi recelo en cuanto a los remedios caseros. Sin embargo, aquel día me dije que no perdía nada con intentar. Desde entonces, llevo siempre conmigo una botella llena de un líquido de color incierto pero tremendamente eficaz."

41 »»»

» A veces **los dolores de cabeza están muy cerca de ser permanentes** para quienes los sufren. La ruta de su vaivén es incansable, casi siempre regresan interrumpidos por cortos periodos de mejoría.

»»» Si usted es de los que padecen de migraña crónica, tiene que buscar la causa de sus males. **Aquí encontrará algunas pistas** acompañadas de soluciones que podrá poner a prueba.

»»»»» Si las explicaciones propuestas por la medicina occidental no le satisfacen, tal vez las de **la medicina china** le interesen más, y si no le apetece una **cura termal,** quizás una visita al **psicoterapeuta** le parezca más adecuada.

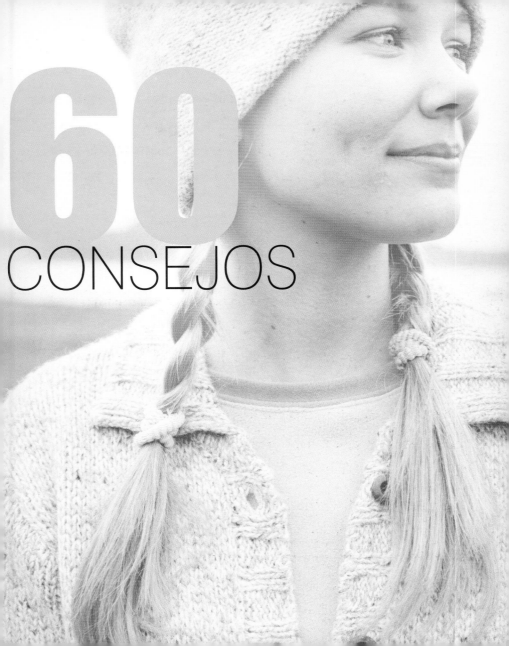

60
CONSEJOS

41

entienda sus dolores de cabeza

Según algunos médicos, los dolores de cabeza crónicos obedecen a un brusco desequilibrio en el sistema neurovegetativo. Éste reacciona en función del temperamento, carácter y ritmo de vida de la persona. Obsérvese y entienda sus dolores de cabeza para elegir el tratamiento más adecuado.

Cómo funciona

En la "máquina humana", el sistema nervioso autónomo, llamado neurovegetativo, controla las funciones independientes de la voluntad de la digestión, respiración, circulación. Este sistema consta de dos ramas complementarias: el sistema nervioso simpático, que estimula esas funciones, y el sistema nervioso parasimpático, que sirve de freno. La información circula luego hacia los órganos a través de mensajeros químicos de tipo hormonal. En un individuo que goce de perfecta salud, estas dos ramas se encuentran equilibradas, pero en la realidad sólo rara vez ocurre encontrar un organismo en perfecto equilibrio. De hecho, todos tendemos a ser activos, espontáneos, hasta nerviosos o agitados (sistema simpático predominante) o, por el contrario, reflexivos, lentos, cuando no linfáticos o perezosos (sistema parasimpático predominante). En ocasiones, un cambio brusco de actividad en este delicado sistema origina los dolores de cabeza.

¿Pertenece usted al grupo de los "simpáticos"?

En ese caso, los dolores se deben a una vasodilatación en el cerebro, ya que si bien el sistema simpático se encarga de dar la orden a los vasos de contraerse cuando es necesario, el parasimpático tiene por misión ordenar que se dilaten si es preciso. En algunas personas, una situación estresante, una contrariedad, una repentina modificación hormonal o un intempestivo cambio de ritmo son suficientes para que el equilibrio se rompa. Si el sistema nervioso parasimpático toma el mando, ordenará que se produzca una brusca vasodilatación y, como la caja craneana es un espacio cerrado desprovisto de elasticidad, el aumento en el calibre de los vasos provoca intensos dolores.

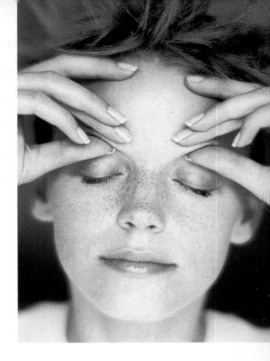

 EN POCAS PALABRAS

∗ Algunos dolores de cabeza son consecuencia de una brusca modificación en la actividad del sistema nervioso autónomo.

∗ Los sistemas nerviosos simpático y parasimpático deben equilibrarse. Si el segundo toma el mando, se produce una vasodilatación responsable del dolor.

42

cuídese de los cambios de ritmo

Para evitar esas bruscas reacciones del sistema nervioso autónomo, ante todo es preciso que respete su ritmo. Aprenda a aceptarse a sí mismo y su cabeza se sentirá mucho mejor.

Estrés y entorno

Muy a menudo, el estrés es causante de las crisis cefálicas, ya sea que se trate de un estrés interno o externo.
• Una brusca caída en el índice de azúcar en la sangre (hipoglucemia) constituye un estrés interno, al igual que una repentina modificación en las secreciones hormonales (menstruación).
• Los casos de estrés externo son más fáciles de controlar. Imagine a una persona predominantemente parasimpática;

● ● ● PARA SABER MÁS

> Una vez que haya comprendido el funcionamiento de sus dolores de cabeza, hable de ello con sus conocidos. Quienes lo rodean deberán ayudarlo a organizar su nuevo modo de vida.

>Deberán respetar sus etapas de transición, sobre todo en las primeras semanas de adaptación; de no ser así, sus esfuerzos serán infructuosos.

si toda la semana trabaja y vive estresada, su sistema nervioso simpático se sostiene de manera artificial. Llegado el fin de semana, la persona se relaja, entonces el sistema parasimpático asume de nuevo el control y, claro, sobreviene el dolor de cabeza. Sucederá lo mismo con una persona simpaticotónica, que gusta de la actividad, si modifica bruscamente el ritmo habitual de vida.

Liberar la presión, aliviar las tensiones

Para solucionar estos problemas, ante todo hay que aprender a identificar los elementos que desencadenan las crisis: dolores de cabeza de fin de semana o al inicio de las vacaciones; dolores previos a la menstruación, o después de las comidas; dolores en caso de ira contenida, etcétera. Luego, sólo tendrá que aprender a respetarse tomando algunas precauciones.

> En efecto, si usted altera su ritmo de actividades para dar gusto a los demás, su sistema nervioso autónomo será requerido bruscamente una vez más y reaccionará a su manera.

Por ejemplo:
• Si sufre de dolor el fin de semana, no pase bruscamente de la actividad al reposo. Programe una mañana sabatina de mucha actividad y luego disminuya poco a poco el ritmo.
• Al comienzo de las vacaciones, piense en reservar dos o tres días de transición. Durante este tiempo podrá seguir en actividad, pero moderará su energía hasta que haya encontrado el ritmo adecuado.

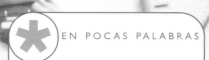

EN POCAS PALABRAS

∗ El estrés en todas sus formas afecta el equilibrio del sistema nervioso autónomo.

∗ El principal factor: los cambios bruscos de ritmo en la actividad, como el paso de la semana laboral al fin de semana, etc. Prevea periodos de transición y déjelos transcurrir apaciblemente.

43

elija las plantas que tonifican

Dentro del frágil equilibrio de un organismo, algunas plantas desempeñan un papel regulador. Si es usted una persona con predominio del parasimpático, el diente de león, el grosellero negro, el tomillo, el brusco y el hisopo serán sus aliados para reforzar la acción del sistema simpático.

El individuo con predominio parasimpático

Si usted es más bien introvertido, no expresa espontáneamente sus sentimientos y emociones; es reflexivo, a veces casi indiferente, al menos en apariencia, puede llegar a encerrarse en una especie de inquietud que, si no la comparte, amenaza con volverlo un pesimista permanente o depresivo. En realidad, bajo su coraza pudorosa, usted es una persona en exceso emotiva que oculta bien su

● ● ● PARA SABER MÁS

> El grosellero negro (o casis) es también muy eficaz para reactivar la función del sistema simpático en las personas con predominancia del parasimpático. Se utilizan las bayas comestibles y las hojas, con las que se preparan infusiones (una cucharada sopera por cada taza, deje reposar 10 minutos).

> El grosellero negro es muy rico en vitamina C, lo que explica su acción tonificante. También puede preparar vino o licor de casis (consúmalos con moderación).

92

juego. Necesita regularidad, continuidad en el esfuerzo. No es un velocista, sino un maratonista. En las relaciones sociales no se siente muy a gusto.

Las plantas que usted necesita

Para restablecer el equilibrio de una persona con predominancia del parasimpático, se necesitan plantas que refuercen la acción del sistema simpático:

• **El diente de león:** puede comerlo en ensaladas o preparar una decocción. Ponga a remojar 30 gramos de hojas y raíces en un litro de agua fría durante dos horas, luego caliente a fuego lento hasta que hierva. Aparte del fuego. Beba tres tazas al día antes de los alimentos.

• **El tomillo:** puede utilizarlo tanto como guste para condimentar sus platillos, o bien preparar una infusión. Ponga 30 gramos en un litro de agua hirviendo, cubra y deje reposar 10 minutos. Recupere con cuidado las gotas de vapor condensadas en la tapa ya que contienen todos los principios activos volátiles. Beba tres tazas al día.

• **El brusco (o rusco):** 5 gramos en 1/2 litro de agua, hierva 4 minutos y deje reposar otros 10 minutos. Beba durante el día. No aumente las dosis.

• **El hisopo:** una cucharada sopera en 1/2 litro de agua hirviendo, deje reposar 10 minutos. Beba durante el día. No es recomendable que lo ingieran los niños.

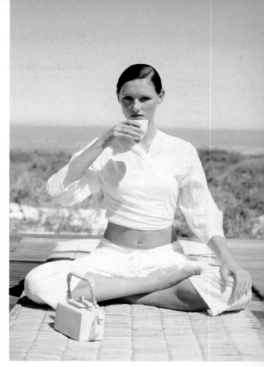

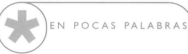

EN POCAS PALABRAS

* El individuo parasimpático no exterioriza espontáneamente sus estados de ánimo. Necesita un ritmo regular en sus actividades.

* Las plantas útiles para alguien con estas características son: tomillo, hisopo, brusco y diente de león.

* El grosellero negro (o casis) también es muy eficaz, ya que contiene vitamina C.

44

elija las plantas que relajan

En las personas con predominio del simpático, es preciso frenar los ímpetus, calmar las tormentas. Estas plantas, que son menos agresivas, le serán de gran ayuda: matricaria, ortiga, fumaria, menta, naranjo amargo.

El individuo "simpático"

Una persona "simpática" exterioriza sus estados de ánimo. Se comunica espontáneamente y se desenvuelve bien en el terreno de las relaciones sociales. Pero esta espontaneidad oculta una angustia que puede ser más profunda de lo que se piensa. El modo de exteriorizar le permite eliminar la adrenalina segregada en las situaciones de estrés. Es una persona hiperactiva, pero le falta continuidad en el esfuerzo. Disfruta las cargas de trabajo seguidas de periodos de reposo.

●●● PARA SABER MÁS

> El naranjo amargo es una especie que da las naranjas del mismo nombre. En fitoterapia se utilizan las flores, la cáscara del fruto y las hojas del árbol.

> De esas flores se extrae el aceite esencial de neroli. Las flores y las hojas son sedantes y antiespasmódicas, de ahí que se utilicen para tranquilizar a las personas simpaticotónicas.

Las plantas que usted necesita

Si se reconoció en esta descripción, pruebe las siguientes plantas:

• **La matricaria (o manzanilla alemana):** ponga 2 cucharadas soperas en 1/2 litro de agua hirviendo, deje reposar 10 minutos. Después de haber bebido esta infusión, se recomienda descansar un rato, en la oscuridad.

• **La ortiga:** las dos especies (gran ortiga y ortiga urticante) poseen virtudes semejantes. Deje reposar 25 gramos de planta en 1/2 litro de agua hirviendo durante un cuarto de hora. Beba una taza al día.

• **La fumaria:** deje reposar 20 gramos en 1/2 litro de agua hirviendo durante 10 minutos. Beba una taza diaria por una semana. Suspenda por lo menos 10 días antes de volver a empezar.

• **La menta:** deje reposar 5 gramos de hojas en 25 centilitros de agua hirviendo durante 10 minutos. Ingiera una taza antes de acostarse.

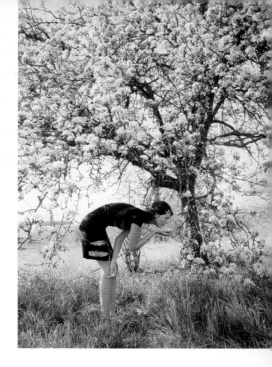

> Agregue una cucharadita de hojas en una taza de agua hirviendo, deje reposar 10 minutos. A la hora del baño, también puede poner en la bañera cinco gotas de aceite esencial de neroli mezcladas con una cucharada sopera de leche o jabón espumoso.

EN POCAS PALABRAS

* Las personas "simpáticas" son extrovertidas, abiertas, saben desenvolverse socialmente.

* Sin embargo, también se angustian y sus esfuerzos denotan una falta de continuidad.

* Las plantas que favorecen a estas personas son: la matricaria, la ortiga, la menta, la fumaria y el naranjo amargo.

45

aléjese de los disgustos

Hay dolores de cabeza que se manifiestan a la menor contrariedad. Aun cuando se encuentre en ese caso, no es posible que las personas que le rodean permanezcan impasibles y toleren todos sus caprichos. Aprenda a sobrellevar la situación.

Se necesitan dos para hacer el par

Es común que las parejas se formen como resultado de combinaciones entre personalidades con dominante simpático e individuos con dominante parasimpático. Ya sea que se trate de relaciones amorosas o de amistad, esto responde a la tendencia natural de buscar en el otro una diferencia complementaria. Si cada individuo le deja al otro un espacio dentro del cual pueda expresarse, no hay problema. Ahora que, si uno de los dos se vuelve dominante, el otro se verá obligado a sobrellevar la situación dejando de

● ● ● PARA SABER MÁS

> Existen familias afectadas por la migraña. En cada generación, por lo menos uno de sus integrantes padece dolores de cabeza frecuentes.

> Sin duda existe un factor de propensión genética, pero la transmisión de los dolores de cabeza obedece también a la manera de vivir, a los hábitos y comportamientos adquiridos en el medio familiar.

lado lo que es en realidad. El sistema nervioso autónomo hace eco de estas alteraciones y acaba por reaccionar.

Aceptar al otro y afirmarse uno mismo

Cuando un individuo simpático vive con un parasimpático, a veces tiene que reprimirse; si esto ocurre muy a menudo, el sistema parasimpático reacciona y el dolor aparece. En el caso contrario, si es la persona parasimpática la que tiene que mantenerse activa más allá de sus límites, su sistema nervioso toma venganza y surgen los dolores de cabeza.

Para evitar estos dolorosos excesos, hay que aprender a la vez a aceptar al otro como es y a afirmarse a sí mismo. Es la mejor manera de evitar los conflictos que, debido a la presión nerviosa generada, terminan en dolorosas crisis que afectan a las personas sensibles.

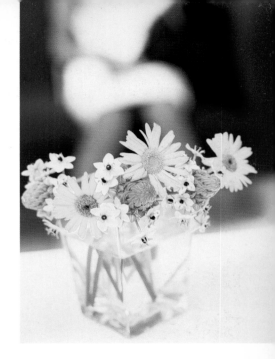

> Si es sensible a los dolores de cabeza, observe bien a sus hijos. Existe una gran posibilidad de que ellos hereden esta sensibilidad. Trate de descubrir cuál es su comportamiento dominante y enséñeles a vivirlo, sin someterse ni aplastar a los demás. De ello dependerá su bienestar al volverse adultos.

EN POCAS PALABRAS

* Las parejas (amigos, marido y mujer) se forman de manera complementaria, es decir, un simpático y una persona con predominio parasimpático.

* Es indispensable que cada uno acepte al otro como es y le deje un espacio de expresión; de no ser así, el que se somete corre el riesgo de manifestar su frustración mediante dolores de cabeza.

46

haga las paces con sus emociones

Hay dolores de cabeza que obedecen a causas "psicógenas". Las emociones mal controladas favorecen su aparición. Quizá sea el momento de hacer las paces con esa parte de nosotros mismos.

Nosotros no nos vemos...

En gran medida, nuestras emociones nos rebasan debido a que vivimos sin conocernos ni amarnos lo suficiente. Basta con que nos hagan una observación desagradable o con quedar en evidencia ante otros, para que el rostro se encienda, el corazón lata muy rápido y a nuestro alrededor gire la sensación de vulnerabilidad. La tensión interna puede originar una dolorosa crisis.

Ya sea que la personalidad de un individuo se manifieste con cólera o, por el contrario, muestre incapacidad para expresar el descontento, todo radica en aprender a aceptarse y a manifestar sus

● ● ● PARA SABER MÁS

> La terapia Gestalt, creada en la primera mitad del siglo XX por **Fritz Perls**, ayuda a exteriorizar las facetas a veces contradictorias de la personalidad, los aspectos que ocultamos y que no queremos ver.

> Durante la sesión, el terapeuta guía a la persona en esa dirección llamando su atención sobre algún gesto involuntario, una entonación peculiar, etcétera.

inquietudes. Mientras más se lucha por reprimir una emoción intensa y recurrente, ésta se hará más concreta y buscará la manera de expresarse contra nuestra voluntad. Por el contrario, si se reconcilia con las emociones reprimidas, éstas desaparecerán poco a poco.

...como somos en realidad

Para recuperar la confianza en uno mismo, existen múltiples técnicas llamadas *psicoemocionales*. Un enfoque como la terapia Gestalt, por ejemplo, nos conduce a tomar conciencia de un hecho esencial: la percepción que se tiene de uno mismo o del mundo que nos rodea y que no se resume a las sensaciones personales ni a lo que se observa de forma superficial. Dicha percepción se organiza en torno a una estructura general que consta de una forma (un objeto observado) y de un fondo (el medio psicosensorial). La percepción no es neutra;

nosotros fabricamos nuestra propia realidad y los sentidos se encargan de percibir sólo lo adecuado para nuestra sensibilidad personal. La terapia Gestalt nos invita a tomar conciencia de nuestros "mecanismos de negación", a fin de que lleguemos a una concepción un poco más amplia y tolerante de nosotros mismos y del entorno.

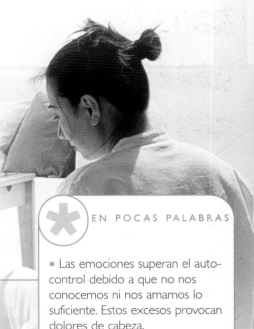

> De este modo, se invita a la persona a expresar un sentimiento, a ampliar una actitud, a sondear una emoción y a descubrir que la riqueza que posee es mucho más grande de lo que imaginaba a su llegada.

✳ EN POCAS PALABRAS

✳ Las emociones superan el autocontrol debido a que no nos conocemos ni nos amamos lo suficiente. Estos excesos provocan dolores de cabeza.

✳ Las técnicas psicoemocionales, como la terapia Gestalt, nos ayudan a aceptarnos mejor y como somos.

47
huya
de los
conflictos

Los conflictos representan otro factor capaz de alterar nuestro equilibrio íntimo provocando cefaleas. Un conflicto siempre nace de un malentendido; cuando la comunicación se transmite mal, los mensajes se comprenden mal. Gracias al análisis transaccional es posible restablecer el contacto.

La teoría

El análisis transaccional ofrece una sencilla forma de lenguaje que nos permite comprender cómo funcionamos con nosotros mismos y con los demás. Cuando se aprende a analizar esas correlaciones o "transacciones" con los demás, se llega a comprender cómo está construida su vida. El análisis transaccional se apoya en una nueva percepción de nues-

● ● ● PARA SABER MÁS

> En los años sesenta, Eric Berne, creador del análisis transaccional, estableció una relación con el niño que alguna vez fuimos, un concepto fundamental de su técnica. Según él, la personalidad consta de tres polos: el niño, el padre y el adulto. El padre establece las reglas; el adulto piensa racio- nalmente y toma las decisiones; el niño es el que siente y reacciona. Del equilibrio entre estos tres polos depende la armonía interior. Ahora bien, en nuestra sociedad occidental es muy común aplastar, someter y adormecer al polo del niño, de modo

tras vivencias: nada, o casi nada, nos sucede realmente "por casualidad". La educación, la cultura, los hábitos y las experiencias, en cierta forma nos programaron. De manera inconsciente, reproducimos automáticamente ese esquema que alimenta los conflictos dejando el campo libre a los dolores de cabeza.

La práctica

El trabajo consiste en descubrir la naturaleza de las interrelaciones en las que intervenimos; "¿qué parte de mí es la que se expresa? ¿La que aprendió, la que piensa o la que siente?" El análisis transaccional actualiza los diferentes esquemas que solemos repetir en nuestras relaciones con nosotros mismos y con los demás. Es posible lograr un cambio duradero una vez que la persona ha sido capaz de entender sus propios mecanismos,

que nos convertimos en individuos regidos sólo por el polo adulto y el polo paterno: razonables, responsables, adaptados, sí, pero tristes, cansados ¡y con migraña!

de experimentarlos y de expresar, con ayuda del terapeuta, las emociones vinculadas a este proceso.

EN POCAS PALABRAS

* Los conflictos constantes son una fuente de dolores de cabeza para las personas sensibles.

* Para evitar los conflictos inútiles, es preciso aprender a comunicarnos mejor.

* Ésta es la propuesta del análisis transaccional.

48
revise
su nivel
hormonal

Algunos dolores de cabeza recurrentes son resultado de cambios hormonales. Éstos afectan especialmente a las mujeres días antes de la menstruación o durante el periodo de la menopausia. Mediante una regularización del ciclo y un balance hormonal, es posible resolver el problema.

Relaciones, placer y alegría de vivir

Se trate de hombres o mujeres, desde la más tierna edad hasta el último aliento, y en forma permanente, la vida se organiza en torno al incesante ballet de las hormonas. Son éstas las que nos hacen vivir, vibrar, procrear; las que convierten nuestra vida en algo agradable y luminoso, las que enriquecen nuestras relaciones y nos dan un ánimo resplandeciente. Por el contrario, cuando nos llegan a faltar, ensombrecen nuestro

● ● ● PARA SABER MÁS ──────────

> Para corregir, en forma no agresiva, los desequilibrios hormonales femeninos, en la actualidad es posible recurrir a las hormonas vegetales como la soya y el *wild yam*.

> La primera contiene fitoestrógenos y el segundo, precursores de la progesterona. El cuerpo podrá utilizar luego estas materias primas naturales en función de sus necesidades.

humor, opacan nuestras relaciones, perturban nuestra vida sexual.

Las variaciones bruscas en las secreciones hormonales en ocasiones pueden provocar un estado de estrés interno que deja el camino libre al dolor de cabeza. Las mujeres son las más afectadas, ya que de su vida hormonal depende la regularidad del ciclo; de ahí que exista gran riesgo de desequilibrio.

Síndrome premenstrual y menopausia

El ciclo femenino normal se repite según el ciclo lunar, cada 28 días. En la primera fase del ciclo, el organismo segrega estrógenos para preparar el cuerpo a la ovulación; luego empieza a secretar progesterona para fabricar el nido del posible embrión. Si ningún óvulo es fecundado, la menstruación desecha toda esa materia y el cuerpo se prepara para volver a empezar. Hay mujeres que no pueden soportar estas variaciones; o bien son muy bruscas, o una de las hormonas es insuficiente o excesiva. Los periodos previos a las reglas resultan muy molestos, con edemas, bochornos, dolores de cabeza. Estos trastornos resultan más incómodos a medida que se acerca la menopausia. Sin embargo, existe una solución: llevar a cabo un conteo hormonal en los diferentes momentos del ciclo. Por lo general, se realiza mediante un análisis de sangre prescrito por un médico especialista que, de ser necesario, recomendará los tratamientos apropiados.

> Por lo general, la tolerancia a estos tratamientos es mejor que en el caso de las hormonas químicas de sustitución.

EN POCAS PALABRAS

* Las variaciones hormonales bruscas provocan un estrés interno que se manifiesta con dolores de cabeza.

* Este tipo de crisis cefálicas son característica ineludible de las mujeres, que experimentan ciclos hormonales repetidos para asegurar su fecundidad.

* Un conteo hormonal permite evaluar la situación y, llegado el caso, seguir un tratamiento de sustitución.

49

haga cita con un psico-terapeuta

Acostumbrados a padecer de migraña, a veces acabamos por organizar nuestra existencia en torno al dolor, quizá porque obtenemos beneficios secundarios que nos impiden desprendernos de estas crisis cefálicas. De ser así, llegó el momento de hablarlo con el psicoterapeuta.

El cuerpo habla

Nada de lo que pasa en un organismo es totalmente ajeno a nuestra mente. Algunos dolores de cabeza tienen como causa directa tensiones psíquicas no eliminadas. Una visita al psicólogo le permitirá hablar de ello; con su ayuda aprenderá a descifrar el lenguaje de su cuerpo. A través de un dolor de cabeza, éste expresa su dificultad para aceptar determinados pensamientos, ideas, sentimientos, estrés o contrariedades. Un dolor de cabeza frontal, por ejemplo, puede indicar una

● ● ● PARA SABER MÁS

> Para que pueda situarse mejor dentro del ambiente de los analistas, aquí tiene algunos puntos de referencia. El psicólogo no es necesariamente un terapeuta; establece un diagnóstico, evalúa su problema y, si es necesario, lo pone en contacto con algún colega. Por esta razón, algunos de ellos trabajan en instituciones: psicólogos escolares, psicólogos de empresa, o de orientación. El psicoterapeuta cura; tiene a su disposición un sinnúmero de técnicas, algunas de las cuales se valen tan sólo de la palabra, otras solicitan la participación del cuerpo, las emociones, la creatividad.

obstinación de su parte en determinadas ideas y convicciones, tanto en el plano social como profesional. Cuando el dolor afecta ambos lados de la cabeza, indica más bien tensiones de orden afectivo, relacionadas con la familia o con su vida íntima.

Sin embargo, no hay que estereotipar, cada cuerpo se expresa a su manera en función de la historia de quien lo habita.

Esclarecer a profundidad

Una psicoterapia bien conducida también lo llevará a plantearse algunas conclusiones del problema, por ejemplo, los beneficios secundarios que obtiene del dolor. Éste representa, para muchas personas, una manera de evadir responsabilidades de mucho peso, o bien una forma de hacerse respetar, mientras que en una situación normal no son capaces de lograrlo.

El deseo consciente de liberarse de los dolores de cabeza entra entonces en conflicto con el anhelo inconsciente de conservarlos para aprovechar los beneficios que aportan. Al exteriorizar las experiencias y las impresiones vividas existe la posibilidad de desatar poco a poco esa intrincada madeja íntima y ver con mayor claridad. A veces esto es suficiente para mitigar las cefaleas una vez que resultan psicológicamente inútiles.

EN POCAS PALABRAS

* A través de un dolor de cabeza, el cuerpo expresa su dificultad para aceptar determinados pensamientos, ideas o sentimientos.

* En ocasiones, se obtienen "beneficios secundarios" que el inconsciente no desea abandonar.

* Cuando se ve con mayor claridad la madeja de conflictos personales, puede liberarse y abandonar los dolores que resultan inútiles.

> Para solicitar ayuda de un especialista infórmese acerca de su práctica y formación. El psicoanalista le pide se recueste en el diván para trabajar sólo sobre el discurso. Por último, el psiquiatra es el médico que se encarga de atender los casos más complejos por medio de un tratamiento que puede incluir exámenes clínicos, terapias y medicamentos.

50 recurra a los imanes

La magnetoterapia utiliza imanes para relajar los músculos y calmar el dolor. Se trata de una técnica efectiva reservada a los dolores de cabeza de origen muscular y óseo.

Una práctica ancestral: Existen dolores de cabeza, como las neuralgias de Arnold, que obedecen a problemas de irritación nerviosa, de vértebras cervicales o de contracturas musculares. La magnetoterapia consiste en colocar pequeños imanes en esas zonas dolorosas. En muy poco tiempo, las contracturas desaparecen, la inflamación cede, el dolor se inhibe. Este principio se conoce desde hace milenios; ya se le menciona en textos antiguos, chinos o indios, que datan de más de 5 000 años a.C.

¿Cómo funciona? La acción de los imanes sobre el dolor se basa en el biomagnetismo, es decir, en la sensibilidad de la materia viva a los campos magnéticos terrestres. Al parecer, el organismo contaría con receptores privilegiados situados en el extremo de los dedos, en la nuca, la cadera, las rodillas y los senos faciales. Los imanes actúan, sobre todo, como analgésicos. El polo norte del imán ejerce un efecto relajante; el polo opuesto es analgésico (posee la capacidad de mitigar el dolor) y antiinflamatorio (inhibe el dolor desinflamando el área afectada).

● ● ● PARA SABER MÁS

> Adquiera los imanes en la farmacia, colóquelos directamente sobre la piel en los puntos que causan dolor. Alrededor de 80% de las personas sienten cómo éste desaparece. Los terapeutas especializados también saben colocar los imanes lejos del dolor, sobre el circuito nervioso correspondiente.

EN POCAS PALABRAS

* La magnetoterapia consiste en colocar pequeños imanes en la zona del dolor.

* Esta técnica resulta efectiva contra los dolores de cabeza.

51 cuide sus dientes

Cuando los dientes se encuentran mal alineados o mal implantados, cuando las amalgamas no se hacen correctamente o ya están muy desgastadas, el cuerpo manifiesta diversos desórdenes, entre otros, dolores de cabeza cuya causa sigue siendo un misterio.

No siempre pensamos en ellos

Cuando los dientes no se encuentran en la posición correcta, el maxilar puede desviarse ligeramente. La masticación se lleva a cabo de manera asimétrica y el desequilibrio recae en los músculos del cuello. De ahí puede bajar hasta las vértebras lumbares, pero los dolores más frecuentes se sitúan en el nivel de la cabeza: nuca, sienes, frente, etcétera.

Una décima de milímetro

Por tal razón, no debe dudar en acudir a su dentista en caso de migrañas frecuentes. De preferencia, elija a un ortodoncista. Él podrá diagnosticar, de ser oportuno, si el sistema de interconexiones funcionales de su aparato muscular y dental está afectado por alguna mala oclusión; también determinará qué piezas dentales producen este desequilibrio. A veces una décima de milímetro ocasiona el problema.

EN POCAS PALABRAS

* Una implantación defectuosa de los dientes produce contracciones musculares responsables de violentos dolores de cabeza.

* Consulte a un dentista o, de preferencia, a un ortodoncista.

* Revise sus amalgamas dentales con periodicidad.

52

libere sus articulaciones

El cuerpo humano es un "mecanismo" de precisión. La estructura ósea reacciona al mínimo estímulo. Cuando tiene que soportar una mala posición durante mucho tiempo, o sufre estragos recurrentes, la forma de rebelarse es provocando severos dolores de cabeza.

Póngase en manos de un osteópata

Consultar a un especialista de la estática osteoarticular para aliviar los dolores de cabeza, puede parecer extraño. ¡Y sin embargo...! Para el osteópata, los huesos y los músculos se hallan en constante interacción con los órganos. El osteópata detecta las anomalías más insignificantes en la estructura muscular y ósea y las

● ● ● PARA SABER MÁS

> Lionelle Issartel solía explicar así la noción de globalidad, principio medular del procedimiento osteopático: "Si pisa la cola del gato, ¡escuchará un ruido en el otro extremo del felino!"

> De hecho, todo se relaciona en esta concepción del ser humano: huesos, tendones, músculos, pero también los órganos y hasta la mente.

restablece mediante manipulaciones delicadas pero firmes. La osteoterapia craneal, por su parte, se ocupa de manera particular de los movimientos imperceptibles que dan movilidad a nuestro cráneo. Una buena "respiración" craneal permitirá una circulación regular del líquido cefalorraquídeo. El resto corre a cargo de nuestra facultad de autocuración, es decir, la tendencia innata del cuerpo a buscar el equilibrio y la salud.

Dolor a distancia

En ocasiones, las reacciones dolorosas pueden experimentarse muy lejos del origen del problema. Cuando el cuerpo responde a una mala postura muscular, lleva a cabo una compensación. Al principio lo hace sin dificultad y no sentimos nada pero, con el tiempo, las cadenas musculares encargadas de la corrección se cansan y la inflamación aparece. Por esta razón, a veces puede sentirse dolor de espalda debido a una mala posición de la rodilla, o tener dolor de cabeza como consecuencia de un problema lumbar.

> De ahí que un buen tratamiento osteopático pueda devolver la alegría de vivir a quienes la han perdido.

EN POCAS PALABRAS

* Los dolores de cabeza pueden resultar de una mala postura oseoarticulatoria en otra zona del cuerpo.

* La osteoterapia corrige esos desequilibrios y alivia el dolor.

* La osteoterapia craneal se ocupa únicamente de los micromovimientos que imperceptiblemente realizan los huesos del cráneo.

53

pruebe los oligo- elementos

¿Y si sus dolores de cabeza fueran sólo resultado de una falta de oligoelementos? Estas sustancias minerales se encuentran en el organismo en cantidades ínfimas. Sin embargo, desempeñan un papel crucial como catalizadores en los miles de millones de reacciones bioquímicas que sustentan la vida.

Oligo: pequeño, pequeñísimo

Oligo es un término griego que significa pequeño. Los oligoelementos se encuentran en cantidades tan minúsculas que por mucho tiempo se les consideró como una especie de desechos, pero en 1890 se descubrió hasta qué grado eran indispensables para sustentar la vida. Sin ellos, un gran número de reacciones bioquímicas se llevan a cabo en forma

●●● P A R A   S A B E R   M Á S

> Los oligoelementos están disponibles en las farmacias y no requieren prescripción médica. Se venden en forma de ampolletas (ampollas) ingeribles, tabletas o gránulos para disolver en la boca.

> Deben tomarse en cura por lo menos tres semanas y repetirse cuantas veces sea necesario. Se relacionan con las vitaminas para reconstituir las reservas del organismo y hacerlo más resistente a las enfermedades.

inadecuada, o simplemente no se realizan. Una carencia en oligoelementos puede manifestarse por reumatismo, insomnio, cansancio y, por supuesto, dolores de cabeza.

Los oligoelementos antimigraña

• El magnesio desempeña un papel esencial en el equilibrio del sistema nervioso. Es indispensable para la transmisión nerviosa entre las células del cerebro. También es de gran ayuda para las personas que padecen de migrañas producidas por la hipertensión.

• La combinación de manganeso y cobalto calma los dolores de cabeza que se originan en los desequilibrios hormonales de la menopausia.

• El manganeso, oligoelemento que supervisa las zonas alérgicas, resulta a veces muy eficaz para mitigar las migrañas persistentes.

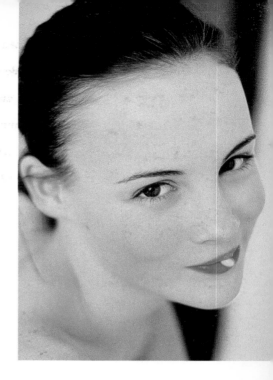

> Para conocer su estado carencial, puede recurrir a un conteo de oligoelementos, ya sea en la sangre o en el cabello (más efectivo).

 EN POCAS PALABRAS

∗ Los dolores de cabeza pueden provenir de una diferencia de oligoelementos.

∗ Estos elementos minerales se encuentran en el organismo a manera de residuos, pero son indispensables para las miles de millones de reacciones bioquímicas que sustentan la vida.

54 ¡vea la vida de colores!

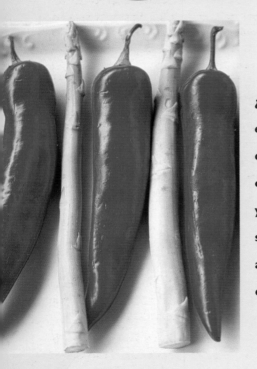

¿Sabía usted que los colores atenúan el dolor y en particular el dolor de cabeza? Efectivamente, las radiaciones cromáticas penetran en el organismo y provocan reacciones tranquilizantes, siempre y cuando se escojan adecuadamente. Iníciese en la cromoterapia.

● ● ● PARA SABER MÁS

> En 1977, una tesis de medicina francesa probó que algunas bacterias mueren si se les expone a una luz azul o violeta, mientras que una luz roja esteriliza el estreptococo, el estafilococo y el bacilo de la difteria. También se sabe que los pepinos cultivados bajo una luz roja alcanzan un tamaño más grande, en tanto que el azul aumenta el contenido en vitamina C en las hojas.

Radiaciones electromagnéticas

Los colores ejercen una influencia en nuestro ánimo; es sabido, en efecto, que el azul tranquiliza, mientras que el rojo excita. Este fenómeno no obedece a un simple efecto psicológico. De hecho, los colores son radiaciones electromagnéticas de diferente longitud de onda. El cerebro las recibe y las traduce en una sensación cromática. El cuerpo, por su parte, las integra y reacciona. De ahí que se acostumbre colocar a los recién nacidos que sufren de ictericia bajo lámparas azules, ya que esta longitud de onda tiene como efecto la degradación de la bilirrubina causante de la ictericia.

En cuanto a los dolores de cabeza, ocurre lo mismo; la cromoterapia los trata sometiendo a la persona a radiaciones cromáticas elegidas entre sus distintas modalidades.

Los colores desprenden energía

Para aliviar los dolores, los rayos de color son dirigidos hacia determinados puntos de acupuntura. El médico elige el color en función de la energía que emite; el rojo dispensa una energía de calor, el verde una energía seca, el naranja una energía fría... A continuación se elige el punto de acupuntura de acuerdo con las leyes de la energética china y orienta en su dirección el haz luminoso gracias a un aparato provisto de una fibra óptica sumamente fina.

El tratamiento es muy rápido (por lo general, unos diez minutos), dos o tres sesiones son suficientes para obtener el resultado adecuado. Las radiaciones cromáticas son muy efectivas en las patologías de tipo inflamatorio, como es el caso de algunos dolores de cabeza.

EN POCAS PALABRAS

* La cromoterapia trata los dolores de cabeza dirigiendo radiaciones cromáticas hacia puntos de acupuntura.

* Los puntos y los colores se eligen en función del efecto deseado.

* Una sesión de cromoterapia dura alrededor de diez minutos y se observan resultados al cabo de dos o tres sesiones.

> Por último, una infalible evidencia que comprueba la efectividad de las radiaciones cromáticas: los huevos de pescado eclosionan más o menos rápido según la calidad de la luz que los envuelve, lo cual comprueba que las radiaciones cromáticas ejercen una influencia en los seres vivos.

55

regálese una cura termal

Caliente o fría, azufrada, sulfatada, rica en magnesio, de origen profundo o superficial, poco o altamente mineralizada, el agua termal es activa. Algunas resultan eficaces para combatir los dolores de cabeza.

¡Cuánta agua, cuántas aguas!

Algunos balnearios termales se han especializado en el tratamiento del dolor de cabeza. La calidad de sus aguas tiene mucho que ver; por ejemplo, que el agua sea muy rica en magnesio, un mineral indispensable para el buen funcionamiento del cerebro y del sistema nervioso.

En términos generales, las aguas frías oligometálicas son diuréticas; las aguas

● ● ● P A R A   S A B E R   M Á S

> Una cura termal dura 21 días, bajo supervisión médica. También existen paquetes más breves, para "ponerse en forma", sin prescripción médica.

> Los servicios propuestos pueden ser baños, duchas, envolturas, compresas, cataplasmas, lavados, afusiones, fricciones.

sulfatadas cálcicas "lavan" el hígado; las aguas carbonatadas son sedantes y mejoran la motricidad intestinal.

Un encuentro con usted mismo

Sin embargo, los beneficios de una cura termal no terminan ahí. Cuando se padece de migraña crónica, al paso del tiempo numerosos factores se entremezclan con la causa original de la enfermedad. Una cura es la mejor oportunidad para hacer un balance, es una cita con usted mismo.
Por tal motivo, los centros termales especializados tienen servicios adicionales. En algunos, se cuenta con un equipo de psicólogos y psicoterapeutas que proponen un seguimiento de las causas psicológicas del problema. En otros, un dentista diagnostica posibles problemas dentales, o bien, proponen sesiones de sofrología o de *shiatsu* (método de masaje por presión).

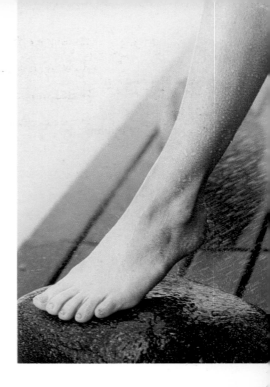

Pero también es posible beber el agua, inhalarla, hacer gárgaras, etcétera.

 EN POCAS PALABRAS

* Los centros termales se especializan según la calidad del agua.

* Hay algunos que proponen curas especializadas contra los dolores de cabeza.

* Por lo regular, los centros termales cuentan con servicios adicionales.

56 no olvide los aceites esenciales

Los aceites esenciales son concentrados de plantas muy activos y potentes. A veces un sencillo masaje con estos aceites basta para aliviar los dolores de cabeza.

Un principio natural

Por lo general, el aceite esencial se obtiene mediante la destilación al vapor de la planta original. En ella se encuentra una alta concentración de principios activos. Por ejemplo, se requieren 5 000 kilos de botones para obtener ¡un kilo de esencia de rosas! Los aceites esenciales son antiinflamatorios, tonificantes, cicatrizantes y activan la circulación.

Aceites esenciales y migrañas

Los aceites esenciales de lavanda y de menta piperita son muy eficaces: coloque tres gotas en la yema de los dedos y frote las sienes o la nuca con pequeños movimientos circulares.

También puede probar el aceite esencial de helicriso o siempreviva olorosa, también llamado aceite de boxeador debido a que calma los dolores producidos por golpes, así como los dolores de las cefaleas.

EN POCAS PALABRAS

* Los aceites esenciales son altos concentrados de plantas muy eficaces.

* Hay algunos aceites que resultan muy útiles para calmar las cefaleas.

* Si no cuenta con una prescripción médica, limítese a un tratamiento local.

● ● ● PARA SABER MÁS

> Debido a su alta concentración, a veces los aceites esenciales pueden resultar tóxicos en caso de ingestión. De ahí que sea mejor limitarse a aplicar el tratamiento de manera local (masaje, fricción). Hay que tomar en cuenta que sólo el médico puede prescribirlo oralmente.

57 póngase en manos de un acupunturista

La acupuntura es la rama de la medicina china más conocida y practicada en Occidente. El acupunturista utiliza agujas para equilibrar la energía alterada. Y el dolor de cabeza desaparece.

La energía vital lleva el mando

La energía vital anima todo aquello que tiene vida. Dicha energía circula en el cuerpo a través de canales, los meridianos, para nutrir todos los órganos. Esta energía puede llegar a bloquearse y provocar, entre otras cosas, dolores de cabeza; para que el dolor desaparezca, es preciso entonces reactivar el mecanismo energético.

¿Exceso de yin o exceso de yang?

La energía consta de dos polos, el yin y el yang, que deben permanecer en equilibrio. El primero es frío, líquido, húmedo, lento, oscuro; mientras que el segundo es caliente, sólido, seco, rápido, luminoso. Para saber en qué punto se debe aplicar alguna punción, el acupunturista procura comprender cuál es el origen del problema: ¿en qué zona se ha bloqueado la energía?, ¿qué órgano sufre de carencia o exceso energético?, ¿existe un exceso de yin o de yang?

● ● ●   PARA SABER MÁS

> Una sesión de acupuntura consta de tres fases: primero, una entrevista con el terapeuta que determina la causa del problema y elige los puntos que habrá de tratar. Luego procede a "puncionar" colocando finísimas agujas estériles que deja puestas algunos minutos. Por último, se deja descansar un momento al paciente.

EN POCAS PALABRAS

* El tratamiento de acupuntura se basa en la regularización del flujo de energía vital en el cuerpo.

* La acupuntura se recomienda en caso de padecer dolores de cabeza.

* Las agujas son estériles y desechables.

58

La medicina china cuenta con muchos recursos terapéuticos, entre otros, la alimentación. Se pueden tratar los dolores de cabeza si elige los alimentos siguiendo las estrictas reglas de la energética china.

coma según el yin y el yang

El corazón, el verano y el fuego

La medicina china atribuye los dolores de cabeza a un desequilibrio energético en el meridiano del corazón. Cada uno de los cinco principales órganos se asocia a un elemento simbólico y a una estación. El corazón se vincula con el fuego y el verano, de modo que en verano deberá poner especial cuidado a su alimentación si padece de dolores de cabeza.

● ● ● P A R A   S A B E R   M Á S

> El exceso de yang en el meridiano del corazón también puede provocar dolores de cabeza. Sin embargo, sus modalidades son diferentes; los dolores son más esporádicos, más violentos, pero pasajeros.

> Los dolores provocados por un desequilibrio en el yang se caracterizan por crisis de cólera y desaparecen así como vinieron.

La energía del corazón también es responsable de la calidad de los vasos del cuerpo, así como de la sangre. No es sorprendente entonces que estos factores originen dolores de cabeza, ya que a menudo obedecen a problemas circulatorios.

La alimentación del corazón

En la medicina china, los alimentos están dotados de una cualidad energética; algunos son yin, otros yang; unos se asocian con el corazón, otros con el hígado o los riñones.

Los dolores de cabeza crónicos son resultado de una falta de energía en el meridiano del corazón. Se habla también de exceso de yin en dicho meridiano. Los alimentos que mejoran la circulación de la energía en el meridiano del corazón tienen sabor amargo, estimulante

(cordero, trigo, albaricoque o chabacano, chalote, diente de león). El café también es amargo; ahora bien, quienes sufren de fuertes y constantes migrañas saben que una taza de café muy fuerte puede ser suficiente para que cese la crisis. Sin embargo, no debe hacerse muy seguido, ya que el exceso de cafeína podría hacer que el remedio resultara más dañino que la misma enfermedad.

> Para aliviar las crisis cefálicas, se debe adoptar el hábito alimenticio inverso: evitar, o incluso suprimir, los alimentos de sabor amargo.

 EN POCAS PALABRAS

* En la medicina china se cura también seleccionando los alimentos según su naturaleza energética.

* Los dolores de cabeza algunas veces son provocados por un exceso de energía en el meridiano del corazón.

* Los alimentos que pueden aliviar los dolores de cabeza tienen un sabor amargo: cordero, albaricoque, chalote, diente de león, trigo.

59

pruebe las plantas chinas

Otro capítulo esencial de la terapéutica china lo constituyen las plantas medicinales. Para los chinos, éstas son capaces de regularizar los desequilibrios energéticos, todo depende de una elección adecuada al consumirlas.

¡Escójalas "a lo chino"!

Los chinos clasifican las plantas en función del sabor y de su calidad energética; algunas son yin y otras yang. Al igual que los alimentos, todas las plantas se relacionan con un elemento simbólico y con uno de los cinco órganos fundamentales. Para

●●● PARA SABER MÁS

> Para seguir un auténtico tratamiento de fitoterapia al estilo chino, es mejor consultar a un médico especialista.

> Él sabrá determinar las causas exactas de sus dolores de cabeza, que pueden variar de una persona a otra.

tratar los dolores de cabeza, deberán elegirse las plantas yang del corazón, ya que reactivan la circulación en dicho meridiano. Ya no tendrá que viajar hasta Pekín para buscar plantas auténticas, puesto que un equipo de investigadores franceses clasificó las plantas medicinales occidentales conforme a los criterios de la medicina china. De manera que puede aliviar sus dolores con plantas comunes, seleccionadas de acuerdo con los principios de la energética china.

Las plantas contra los dolores de cabeza

Según la forma de uso, ya sea en infusión o como aceites esenciales, deberán elegirse diferentes plantas:
• **Las plantas (en infusión o en cápsula):** milenrama, agripalma, escaramujo, angélica, rubia, énula, álsine, quina roja.

> El especialista también podrá aconsejarle, además del tratamiento, un régimen alimenticio, así como ejercicios de *qi gong* para completar y mejorar el efecto de las plantas.

• **Los aceites esenciales (para masaje o fricción, mezclados con un aceite básico):** angélica, neroli, lavanda, rosa de Damasco, salvia romana.

EN POCAS PALABRAS

* Las plantas medicinales chinas se clasifican por su sabor y calidad energética.

* Un grupo de investigadores clasificó las plantas occidentales siguiendo los mismos criterios de la medicina china.

* Puede hacer una cura de plantas occidentales "a lo chino", si las selecciona conforme a los principios de la energética.

60 no abuse de los medicamentos

Algunas crisis de migraña o los dolores de cabeza muy persistentes pueden justificar la ingestión de medicamentos para calmar el dolor. Sin embargo, no los consuma en exceso, ya que el abuso podría resultar peor que la enfermedad.

Los distintos medicamentos: Los medicamentos que se prescriben contra el dolor son los analgésicos. Por lo general, contienen aspirina o paracetamol y, con menos frecuencia, dextropropoxifeno, cafeína o sus derivados, fenacetina o noramidopirina, ibuprofeno. Los antiinflamatorios no esteroideos (sin cortisona) y los vasoconstrictores se prescriben muy pocas veces.

En exceso no es bueno: Es conveniente no abusar de estos medicamentos y reservarlos para casos urgentes. Por una parte, su eficacia disminuye si se toman muy a menudo; por otro lado, acarrean efectos secundarios graves, en particular a nivel digestivo. Por esta razón, es mejor apegarse a una prescripción médica responsable.

● ● ● PARA SABER MÁS

> Los riesgos de interacciones de medicamentos y sobredosis son reales. No ceda a la tentación de hacer mezclas intempestivas. Si ha tomado un tratamiento con medicamentos de otro tipo, hágalo saber a su médico cuando le haga la prescripción. Y sobre todo, nunca sobrepase las dosis indicadas.

EN POCAS PALABRAS

* Es común que se prescriban analgésicos y antiinflamatorios contra el dolor de cabeza.

* Deben utilizarse con precaución ya que provocan efectos secundarios. La eficacia se reduce si se toman frecuentemente.

testimonio

establecí
mi propio
tratamiento

"Empecé a tratar mis dolores de cabeza con los medicamentos clásicos que me prescribía el médico", recuerda Janet. "Cuando uno dejaba de ser eficaz, probaba otro. ¡Me detuve luego de haber probado veintitrés! Caí en la cuenta de que esa búsqueda del medicamento milagroso no me llevaría a ninguna parte. Hoy, yo misma he puesto en práctica una especie de sincretismo: tengo cuatro o cinco medicamentos, prescritos por el médico, en los que sé que puedo confiar; agregué a la lista algunos productos homeopáticos, así como diversas sesiones de osteoterapia, acupuntura e incluso masajes. Aunque hay quien tiene la impresión de que los masajes no tienen nada que ver con la migraña, pienso que el hecho de relajarme en manos de una masajista es de gran ayuda para mí."

guía de plantas medicinales

En esta tabla hemos incluido los nombres científicos de cada planta para que usted pueda conseguirlas en cualquier región de América Latina, independientemente de sus nombres comunes locales.

Nombre común	Nombre científico	Nombre común	Nombre científico
agripalma	*Leonorus cardiaca*	lavanda	*Lavandula angustifolia*
albura o corteza de tilo	*Tilia platyphillus*	malva	*Malva sylvestris*
alcachofa	*Cynara scolymus*	manzanilla común o alemana	*Matricaria recutita*
alforfón o trigo sarraceno	*Fagopyrum esculentum*	menta	*Mentha spicata*
álsine	*Stellaria media*	milenrama	*Achillea millefolium*
angélica	*Angelica archangelica*	naranjo amargo	*Citrus aurantium*
arraclán o frángula	*Rhamnus frangula*	neroli	*Citrus sinensis*
boldo	*Peumus boldus*	ñame mexicano o wild yam	*Dioscorea villosa, D. composita*
borraja	*Borago officinalis*	onagra o prímula	*Oenothera biennis*
brusco o rusco	*Ruscus aculeatus*	ortiga o "mala mujer"	*Urtica dioica, Urtica urens*
colza o canola	*Brassica napus*	quina roja	*Cinchona succirubra*
diente de león	*Taraxacum officinale*	rábano negro o de invierno	*Raphanus sativus*
énula	*Inula helenium*	rosa de Damasco o de Alejandría	*Rosa damascena*
escaramujo	*Rosa canina*	rubia	*Rubia tinctorum*
flores de majagua	*Hibiscus elatus*	salvia romana	*Salvia sclarea*
fresno	*Fraxinus excelsior*	soya	*Glycine max*
fumaria	*Fumaria officinalis*	té negro	*Camellia sinensis*
grosellero negro o casis	*Ribes nigrum*	tila	*Tilia spp.*
helicriso o siempreviva olorosa	*Helichrysum italicum*	tomillo	*Thymus vulgaris*
hierbabuena	*Mentha piperita*	ulmaria o reina de los prados	*Filipendula o Spirea fumaria*
hisopo	*Hyssopus officinalis*	verbena	*Verbena officinalis*
jazmín	*Jasminum officinale*		

spp.: abreviatura en latín de especies.

índice alfabético

Marabout...

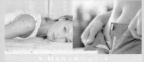

• MARABOUT •
Adelgazar
60 consejos con respuestas adaptadas a sus necesidades

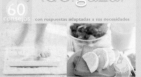

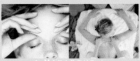

• MARABOUT •
Dolores de cabeza
60 consejos con respuestas adaptadas a sus necesidades

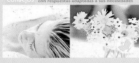

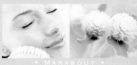

• MARABOUT •
Anti-alergias
60 consejos con respuestas adaptadas a sus necesidades

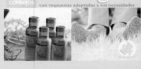

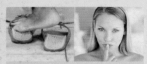

• MARABOUT •
Anti-dolor
60 consejos con respuestas adaptadas a sus necesidades

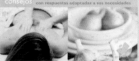

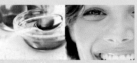

• MARABOUT •
Anti-edad
60 consejos con respuestas adaptadas a sus necesidades

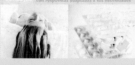

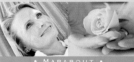

• MARABOUT •
Menopausia
60 consejos con respuestas adaptadas a sus necesidades

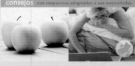

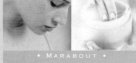

• MARABOUT •
Piel bella
60 consejos con respuestas adaptadas a sus necesidades

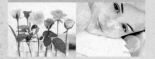

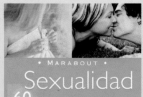

• MARABOUT •
Sexualidad
60 consejos con respuestas adaptadas a sus necesidades

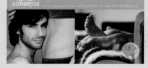

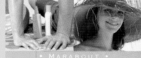

• MARABOUT •
Piel y sol
60 consejos con respuestas adaptadas a sus necesidades

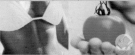

es tu secreto

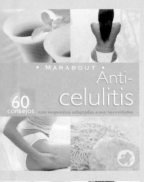

• MARABOUT •
Anti-
celulitis
60 consejos con respuestas adaptadas a sus necesidades

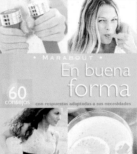

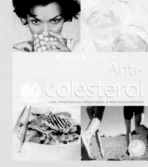

• MARABOUT •
Anti-
colesterol
60 consejos con respuestas adaptadas a sus necesidades

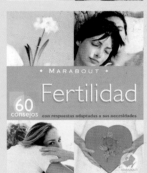

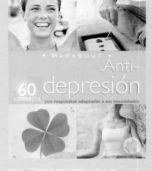

• MARABOUT •
Anti-
depresión
60 consejos con respuestas adaptadas a sus necesidades

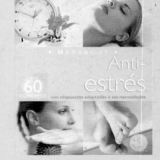

En buena
forma
60 consejos con respuestas adaptadas a sus necesidades

• MARABOUT •
Fertilidad
60 consejos con respuestas adaptadas a sus necesidades

• MARABOUT •
Anti-
estrés
60 consejos con respuestas adaptadas a sus necesidades

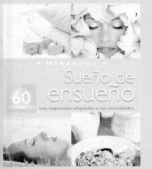

• MARABOUT •
Sueño de
ensueño
60 consejos con respuestas adaptadas a sus necesidades

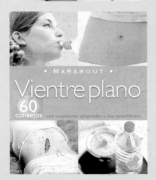

• MARABOUT •
Vientre plano
60 consejos con respuestas adaptadas a sus necesidades

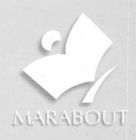

MARABOUT

créditos

Traducción y adaptación:
Ediciones Larousse con la colaboración del Instituto Francés de América Latina (IFAL) y de Hilda Becerril Castro.

Revisión técnica médica:
Dr. Fidel Sánchez Tamés.

Revisión técnica en plantas medicinales:
Biólogos Miguel Ángel Gutiérrez Domínguez y Yolanda Betancourt Aguilar.
Jardín Botánico Universitario de Plantas Medicinales de la Universidad Autónoma de Tlaxcala.

Créditos fotográficos:
Fotografías de portada: sup. izq. S. Lancrenon/Marie Claire, sup. der. Mike/Zefa, inf. izq. P. Viant/Pix, inf. der. Neo Vision/Photonica. pp. 8-9: B. Yee/Photonica; pp. 10-11: P. Viant/Pix; p. 13: T. Shinoda/Photonica; p. 15: R. Wright/Stone; pp. 17, 19, 22, 67, 73, 80-81, 97, 98-99, 100-101, 104-105 112: Neo Vision/Photonica; p. 21: A. Parker/Option Photo; p. 25: A. Peisl/Zefa; p. 29: ©Akiko Ida; pp. 32-33: J. McBride/Stone; p. 35: G. Girardot/Marie Claire; pp. 36-37: A. Peisl/Zefa; p. 45: J. Sebag/Stock Image; pp. 48-49: David Paul Production/Image Bank; p. 51: A. Parker/Option Photo; p. 53: © Phototéque Hachette; p. 58: T. Haus/Marie Claire; p. 61: M. Gravenor /Stone; p. 75: B. Anderson/Marie Claire; p. 77: Cora/Marie Claire; p. 83: H. Brehm/Marie Claire; p. 87: A. Wyant/Stone; p. 89: S. Lancrenon/Marie Claire; pp. 90-91: P. Pacifica/Image Bank; p. 93: A. Peisl/Zefa; p. 95: N. La Ganza/Stock Image; p. 109: H. Scheibe/Zefa; p. 111: F. Deconick/Marie Claire; p. 115: M. Montezin/Marie Claire; pp. 118-119, 120-121: D.R.

Ilustraciones: Marianne Maury Kaufmann, para las páginas 42-43, 62-63, 64, 68, 78 y 79; Anne Cinquanta para las páginas 56-57.

EDICIÓN ORIGINAL
Responsables editoriales: Caroline Rolland y
   Delphine Kopff
Coordinación: Marine Barbier
Dirección artística y realización: G & C MOI
Iconografía: Alexandra Bentz

VERSIÓN PARA AMÉRICA LATINA
Dirección editorial: Amalia Estrada
Asistencia editorial: Lourdes Corona
Coordinación de portadas: Mónica Godínez
Asistencia administrativa: Guadalupe Gil

Título original: *Anti-maux de tête*
D. R. © MMII Hachette Livre (Hachette Pratique)
D. R. © MMVI Ediciones Larousse S.A. de C.V.
Londres núm. 247, México, 06600, D.F.
ISBN 2-012-36624-4 (Hachette Livre)
ISBN 970-22-1307-X (Ediciones Larousse S. A. de C.V.)

PRIMERA REIMPRESIÓN DE LA PRIMERA EDICIÓN — II/06

Marabout es una marca registrada de Hachette Livre.

Impreso en México – Printed in Mexico

Si desea más información sobre plantas medicinales, puede acudir a: Red Mexicana de Plantas Medicinales y Aromáticas S.C., Hierbas Orgánicas de México S.A.
Herboristería Internacional La Naturaleza, Leonarda Gómez Blanco 59, Lote 6 manzana 2, Fracc. Villa Ribereña, Acxotla del Río Totolac, Tlaxcala. C.P. 90160
Tels. (241) 41 85 100, (246) 46 290 73, (222) 232 73 60
www.redmexicana.cjb.net
www.herbolariamexicana.org
Jardín Botánico Universitario de Plantas Medicinales
Secretaría de Investigación Científica, Universidad Autónoma de Tlaxcala, Av. Universidad Núm. 1, C.P. 90070 Tlaxcala, Tlaxcala.
Tel. (246) 46 223 13 hierbas@prodigy.net.mx